EXAME FÍSICO ORTOPÉDICO POR TELEMEDICINA

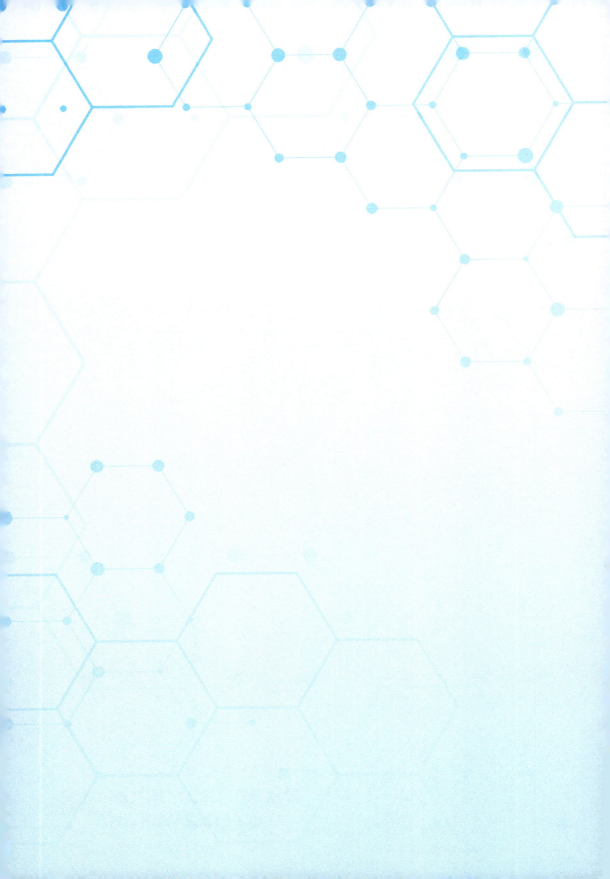

EDITORES

RAPHAEL MARTUS MARCON
GUILHERME HENRIQUE RICARDO DA COSTA

EXAME FÍSICO ORTOPÉDICO POR TELEMEDICINA

São Paulo
2024

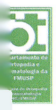
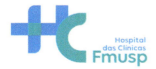
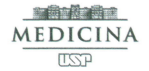

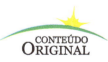

©TODOS OS DIREITOS RESERVADOS À EDITORA DOS EDITORES LTDA.
©2024 - São Paulo
Produção editorial: *Villa d'Artes*
Capa: *MKX Editorial*
Imagens de capa e de abertura de capítulo: *Freepik*

Dados Internacionais de Catalogação na Publicação (CIP)
(Câmara Brasileira do Livro, SP, Brasil)

Exame físico ortopédico por telemedicina / editores Raphael Martus Marcon, Guilherme Henrique Ricardo da Costa. -- São Paulo : Editora dos Editores, 2024.

Vários autores.
Bibliografia.
ISBN 978-85-85162-97-9

1. Exames físico (Medicina) 2. Ortopedia 3. Ortopedia - Diagnóstico 4. Telemedicina I. Marcon, Raphael Martus. II. Costa, Guilherme Henrique Ricardo da.

23-179649
CDD-617.3
NLM-WE-168

Índices para catálogo sistemático:

1. Ortopedia : Medicina 617.3

Tábata Alves da Silva - Bibliotecária - CRB-8/9253

RESERVADOS TODOS OS DIREITOS DE CONTEÚDO DESTA PRODUÇÃO.
NENHUMA PARTE DESTA OBRA PODERÁ SER REPRODUZIDA ATRAVÉS DE QUALQUER MÉTODO, NEM SER DISTRIBUÍDA E/OU ARMAZENADA EM SEU TODO OU EM PARTES POR MEIOS ELETRÔNICOS SEM PERMISSÃO EXPRESSA DA EDITORA DOS EDITORES LTDA, DE ACORDO COM A LEI N° 9610, DE 19/02/1998.

Este livro foi criteriosamente selecionado e aprovado por um Editor científico da área em que se inclui. A *Editora dos Editores* assume o compromisso de delegar a decisão da publicação de seus livros a professores e formadores de opinião com notório saber em suas respectivas áreas de atuação profissional e acadêmica, sem a interferência de seus controladores e gestores, cujo objetivo é lhe entregar o melhor conteúdo para sua formação e atualização profissional.

Desejamos-lhe uma boa leitura!

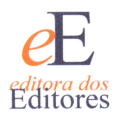

EDITORA DOS EDITORES
Rua Marquês de Itu, 408 — sala 104 — São Paulo/SP
CEP 01223-000
Rua Visconde de Pirajá, 547 — sala 1.121 — Rio de Janeiro/RJ
CEP 22410-900

+55 11 2538-3117
contato@editoradoseditores.com.br
www.editoradoseditores.com.br

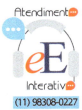

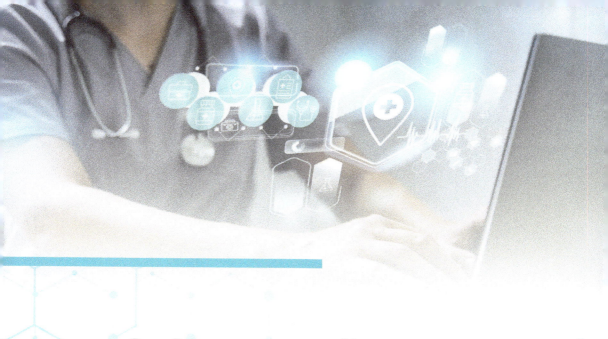

Sobre os Editores

Raphael Martus Marcon

Professor Associado da FMUSP. Professor Livre Docente do Departamento de Ortopedia e Traumatologia do HC-FMUSP. Chefe do Grupo de Coluna do IOT HC FMUSP. Médico do grupo de escoliose da AACD

Guilherme Henrique Ricardo da Costa

Médico voluntário do grupo de coluna do Hospital das Clínicas da Universidade de São Paulo

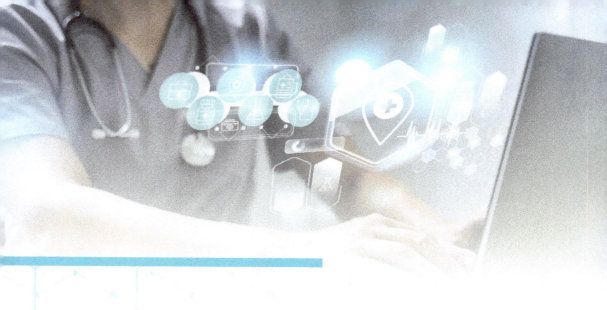

Sobre os Autores

Alexandre Fogaça Cristante
Professor Associado da FMUSP. Professor Livre Docente do Departamento de Ortopedia e Traumatologia do HC-FMUSP. Chefe do Grupo de Coluna do IOT HC FMUSP. Médico do grupo de escoliose da AACD

Alexandre Leme Godoy dos Santos
Professor Livre-Docente do Departamento de Ortopedia e Traumatologia da Faculdade de Medicina da Universidade de São Paulo. Chefe do Serviço de Tornozelo e Pé da USP

André Giardino Moreira da Silva
Médico Preceptor do Instituto de Ortopedia e Traumatologia do Hospital das Clínicas da Faculdade de Medicina da Universidade de São Paulo

Arthur Kayano Sargaço
Residente do Grupo de Mão e Microcirurgia do Instituto de Ortopedia e Traumatologia do Hospital das Clínicas da USP

Bruno Sérgio Ferreira Massa
Médico Assistente do Grupo de Ortopedia Pediátrica do Instituto de Ortopedia e Traumatologia do Hospital das Clínicas da USP

Camilo Partezani Helito

Médico Assistente do Grupo de Joelho do Instituto de Ortopedia e Traumatologia do Hospital das Clínicas da Faculdade de Medicina da Universidade de São Paulo. Professor Livre Docente do Departamento de Ortopedia e Traumatologia da Faculdade de Medicina da Universidade de São Paulo

Cesar Augusto Caponi

Ortopedista e Traumatologista. Especialista em medicina do tornozelo e pé.

Daniele Sávio da Costa

Médica estagiária de Pesquisa dos Grupos de Neuro-ortopedia e Pé Torto Congênito do Instituto de Ortopedia e Traumatologia do HC FMUSP

Eduardo Angeli Malavolta

Chefe do Grupo de Ombro e Cotovelo do IOT-HCFMUSP; Professor Livre-Docente pela FMUSP

Fábio De França Urquiza

Residente do Grupo de Mão e Microcirurgia do Instituto de Ortopedia e Traumatologia do Hospital das Clínicas da USP

Fabio Seiji Mazzi Yamaguchi

Médico Assistente Voluntário do Grupo do Quadril do Instituto de ortopedia e Traumatologia do HC FMUSP

Fernando Bandão de Andrade Silva

Médico do Grupo de Ombro e Cotovelo do IOT-HCFMUSP; Doutorado em Ortopedia pela FMUSP

Guilherme Henrique Meneghel

Residente do Grupo de Mão e Microcirurgia do Instituto de Ortopedia e Traumatologia do Hospital das Clínicas da USP

Guilherme Henrique Ricardo da Costa

Médico Voluntário do Grupo de Coluna do Hospital das Clínicas da Universidade de São Paulo

Henrique Melo de Campos Gurgel

Chefe do Grupo do Quadril do Instituto de Ortopedia e Traumatologia do HC FMUSP

Jorge dos Santos Silva

Diretor Clínico. Diretor do Grupo de Trauma Ortopédico do Instituto de Ortopedia e Traumatologia do Hospital das Clínicas da Faculdade de Medicina da Universidade de São Paulo

Kodi Edson Kojima

Chefe do Grupo de Trauma Ortopédico do Instituto de Ortopedia e Traumatologia do Hospital das Clínicas da Faculdade de Medicina da Universidade de São Paulo

Marcelo Rosa De Rezende

Chefe do Grupo de Mão e Microcirurgia do Instituto de Ortopedia e Traumatologia do Hospital das Clínicas da USP

Marcelo Tadeu Caeiro

Médico assistente do Grupo de Oncologia ortopédica do Instituto de Ortopedia e Traumatologia do HC FMUSP

Marcos de Camargo Leonhardt

Membro do Grupo de Trauma Ortopédico do Instituto de Ortopedia e Traumatologia do Hospital das Clínicas da Faculdade de Medicina da Universidade de São Paulo

Nei Botter Montenegro

Chefe do Grupo de Ortopedia pediátrica IOT HCFMUSP

Patrícia Moreno Grangeiro

Médica assistente do grupo de Ortopedia Pediátrica do Instituto de Ortopedia e Traumatologia do HC FMUSP e Coordenadora do Centro Integrado de Neuro-ortopedia da Faculdade de Medicina da USP

Paulo Roberto dos Reis

Sub-chefe do Grupo de Trauma Ortopédico do Instituto de Ortopedia e Traumatologia do Hospital das Clínicas da Faculdade de Medicina da Universidade de São Paulo

Rafael Barban Sposeto

Ortopedista e Traumatologista. Mestre pela Universidade de São Paulo. Médico Assistente do Serviço de Tornozelo e Pé da Universidade de São Paulo

Raphael Martus Marcon

Professor Associado da FMUSP. Professor Livre Docente do Departamento de Ortopedia e Traumatologia do HC-FMUSP. Chefe do Grupo de Coluna do IOT HC FMUSP. Médico do grupo de escoliose da AACD

Reginaldo Perilo Oliveira

Diretor do Grupo de Coluna do Instituto de Ortopedia e Traumatologia do Hospital das Clínicas da Faculdade de Medicina da Universidade de São Paulo

Ricardo Cartolano

Preceptor do Grupo de Mão e Microcirurgia do Instituto de Ortopedia e Traumatologia do Hospital das Clínicas da USP

Riccardo Gomes Gobbi

Chefe do Grupo de Joelho do Instituto de Ortopedia e Traumatologia do Hospital das Clínicas da Faculdade de Medicina da Universidade de São Paulo Professor Livre Docente do Departamento de Ortopedia e Traumatologia da Faculdade de Medicina da Universidade de São Paulo

Roberto Guarniero
Chefe responsável pela disciplina de Ortopedia Pediátrica

Rodrigo Alves Beraldo
Assistente do Grupo de Ombro e Cotovelo do IJOT-FMJ; Mestrado em Ortopedia pela FMUSP

Rodrigo Sousa Macedo
Ortopedista e Traumatologista. Médico Assistente do Serviço de Tornozelo
e Pé da Universidade de São Paulo

Tarcísio Eloy Pessoa de Barros Filho
Professor Titular de Ortopedia e Traumatologia da Faculdade de Medicina da Universidade
de São Paulo. Diretor da Faculdade de Medicina da USP (2018-2022).
Presidente da Sociedade Brasileira de Ortopedia e Traumatologia (2008).
Presidente da Academia Brasileira de Ortopedia e Traumatologia (2022-2023)

Tiago Lazzaretti Fernandes
Médico Assistente do Grupo de Medicina do Esporte do Instituto de Ortopedia e Traumatologia
do Hospital das Clínicas da Faculdade de Medicina da Universidade de São Paulo
Pós-Doutorado pela Faculdade de Medicina da Universidade de São Paulo

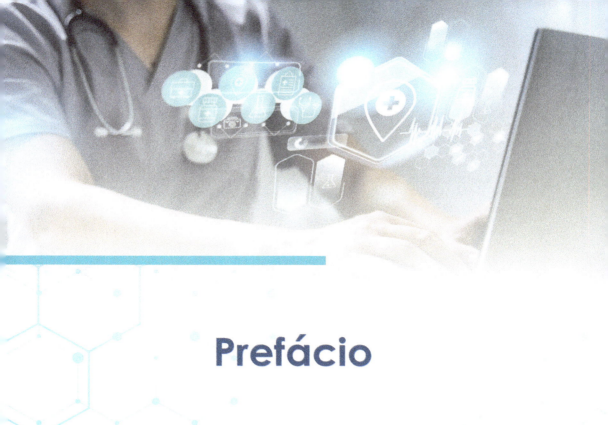

Prefácio

Mais um livro que mostra a capacidade do ser humano de se adaptar a situações adversas e superá-las.

A tecnologia já estava disponível, mas precisou do "empurrão" da pandemia para que fosse utilizada de forma intensa.

Tudo passou a ser on-line. De simples reuniões de trabalho e aulas até comemorações, aniversários, degustações de vinho e tudo o que se pudesse imaginar. Na medicina, as teleconsultas finalmente foram regulamentadas.

Com isso, a Ortopedia não poderia ficar de fora. Precisávamos, por mais absurda que parecesse a ideia, criar nosso padrão de exame físico on-line.

Atualmente, toda a tecnologia utilizada para colocar o homem na lua cabe na palma de nossas mãos. A evolução segue em progressão geométrica. O homem tem gradativamente utilizado máquinas e computadores cada vez mais a seu favor.

Talvez chegue o dia em que, por meio de mega bancos de dados, *learning machine* e inteligência artificial, as máquinas decidirão por nós qual profissão devemos seguir e quais são as melhores opções de relacionamentos, por exemplo. Talvez nos tornemos "bichos de estimação" das máquinas, sendo conduzidos em tudo por elas, da forma que os algoritmos se mostrarem mais eficientes. Ou, então, numa visão mais otimista, como no conto "A Última Questão", de Isaac Asimov, vamos nos fundir às máquinas em uma única consciência expandida, em que o potencial do homem é elevado ao máximo.

Da forma que a evolução progride, é possível que os médicos se tornem desnecessários. Computadores e robôs farão de tudo, desde o diagnóstico até cirurgias completas. Isso se ainda forem necessárias, pois, pela terapia genética, as doenças comuns poderão estar praticamente extintas.

Mas, enquanto tudo isso não passa de conjecturas, olhemos para as novas tecnologias sem preconceitos, para delas extrairmos o máximo que pudermos em nosso benefício, face às adversidades que sempre surgirão.

Que possamos continuar tentando ser pioneiros em nossas áreas. Devemos ter a coragem para enfrentar as mudanças e quebrar velhos paradigmas, como a necessidade de uma boa medicina ser sempre feita por meio do contato direto, por exemplo. Se mudanças ocorrem e geram novas necessidades, que possamos nos adaptar a elas.

Este livro apresenta uma síntese do que está disponível atualmente para a realização de um exame físico ortopédico usando a telemedicina. Este é apenas um primeiro passo, talvez o primeiro livro sobre o assunto. Mas desbrava um campo fértil, já que com o auxílio de outras tecnologias, como a realidade aumentada, tem um enorme potencial de ser melhorado.

Por enquanto é isso. Sejamos pioneiros enquanto nos é permitido. Que este livro seja útil àqueles que, em vez de se deixarem levar pelas mudanças que nos são impostas, participam ativamente da sua construção.

Prof. Dr. Raphael Martus Marcon

Chefe do Grupo de Coluna do Instituto de Ortopedia e Traumatologia do Hospital das Clínicas da Faculdade de Medicina da Universidade de São Paulo (HC-FMUSP).

Membro do Conselho de Saúde Digital do HC-FMUSP.

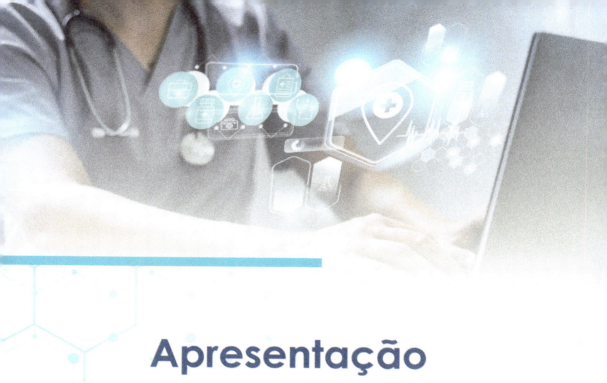

Apresentação

  A evolução tecnológica tem trazido inúmeros benefícios para toda a área médica ao longo das últimas décadas. Diversos aparelhos e técnicas foram inseridos nas áreas cirúrgicas, permitindo realizar cirurgias com maior precisão e por vias cada vez menores, os chamados procedimentos minimamente invasivos.

  Essa evolução tecnológica chegou para o acompanhamento clínico dos pacientes, com o aumento massivo das teleconsultas associadas à grave pandemia de Covid-19. Nesse cenário, a telemedicina expandiu o acesso aos profissionais de saúde para pacientes das mais variadas localidades, facilitando o acompanhamento de pacientes (evitando, muitas vezes, deslocamentos desnecessários até hospitais ou clínicas médicas) e permitindo o rastreio ou atendimento inicial (desafogando os atendimentos de pronto socorros).

  Tendo em vista a importância do exame físico na ortopedia, a teleconsulta pode apresentar uma barreira aos ortopedistas, seja pela incredulidade no exame físico realizado de forma virtual (sem a palpação ou a realização de manobras consagradas do exame físico ortopédico), ou seja, pelo receio de não confiar 100% na informação obtida e, consequentemente, ter uma insegurança quanto a correr o risco de deixar passar alguma informação importante na avaliação física.

  Com este livro, esperamos levar algumas orientações para auxiliar não somente ortopedistas, mas também médicos clínicos e outros profissionais da saúde a realizarem a avaliação médica por telemedicina, buscando adaptar as manobras clássicas e consagradas do exame físico ortopédico para a realização das consultas por telemedicina. Acreditamos que ainda temos muito a evoluir, de modo a buscar aprimorar cada vez mais a sensibilidade e especificidade das manobras aqui sugeridas, com mais estudos futuros para auxiliar na prática médica ortopédica.

Dr. Guilherme Henrique Ricardo da Costa

Cirurgião da coluna vertebral e médico voluntário do Instituto de Ortopedia e Traumatologia do Hospital das Clínicas da Faculdade de Medicina da Universidade de São Paulo (HC-FMUSP).

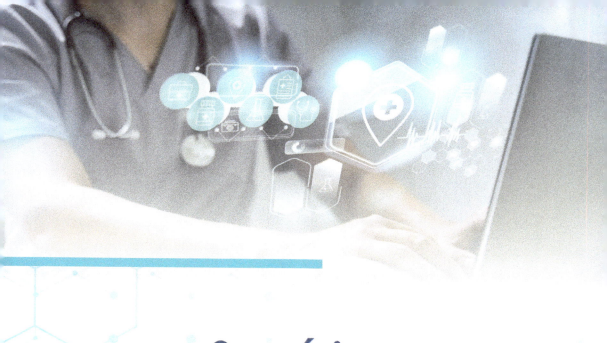

Sumário

Introdução xix

1 Exame Físico da Coluna Vertebral por Telemedicina 1
Guilherme Henrique Ricardo da Costa
Raphael Martus Marcon
Alexandre Fogaça Cristante
Tarcísio Eloy Pereira de Barros
Reginaldo Perilo Oliveira

2 Exame Físico do Ombro e Cotovelo por Telemedicina 11
Rodrigo Alves Beraldo
Fernando Bandão de Andrade Silva
Eduardo Angeli Malavolta

3 Exame Físico da Mão e Punho por Telemedicina — 23

Marcelo Rosa de Rezende
Ricardo Cartolano
Arthur Kayano Sargaço
Fábio de França Urquiza
Guilherme Henrique Meneghel

4 Exame Físico do Quadril por Telemedicina — 33

Fabio Seiji Mazzi Yamaguchi
Henrique Melo de Campos Gurgel
Marcelo Tadeu Caeiro

5 Exame Físico do Joelho por Telemedicina — 47

Camilo Partezani Helito
Andre Giardino Moreira da Silva
Tiago Lazzaretti Fernandes
Riccardo Gomes Gobbi

6 Exame Físico do Pé e Tornozelo por Telemedicina — 63

Alexandre Leme Godoy dos Santos
Rafael Barban Sposeto
Rodrigo Sousa Macedo
Cesar Augusto Caponi

7 Exame Físico do Quadril Pediátrico e Desenvolvimento Postural dos Membros Inferiores na Criança por Telemedicina — 77

Daniele Sávio da Costa
Patrícia Moreno Grangeiro
Roberto Guarniero
Nei Botter Montenegro
Bruno Sérgio Ferreira Massa

8 Exame Físico do Trauma Ortopédico por Telemedicina — 85

Kodi Edson Kojima
Jorge dos Santos Silva
Paulo Roberto dos Reis
Marcos de Camargo Leonhardt

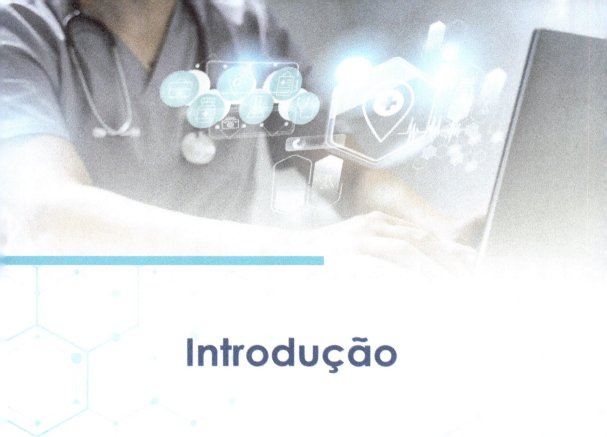

Introdução

A telessaúde, que se refere ao escopo mais amplo de serviços de saúde remotos, foi introduzido na década de 1960 e ganhou mais popularidade na década de 1990, com a melhora da tecnologia e diminuição dos custos. Inicialmente idealizado para cuidados aos pacientes em locais remotos, onde normalmente as pessoas não possuem acesso a sistemas de saúde,[1] atualmente tem um escopo clínico mais generalizado, provendo cuidados mais convenientes, seguros, eficientes e com bom custo-benefício.[2]

A telemedicina tem um papel muito importante no sistema de saúde atual, e seus benefícios tornaram-se mais evidentes durante a pandemia de SARS-CoV-2, em razão das medidas de isolamento social.[3] Com a pandemia da Covid-19, muitos atendimentos presenciais foram suspensos, afetando centenas de pacientes. Dessa forma, a pandemia do SARS-CoV-2 forçou diversos países a buscarem estratégias para readaptar seus sistemas de saúde e uma delas foi a expansão da telemedicina.[4] Nesse contexto, as avaliações médicas virtuais oferecem diversos benefícios para pacientes e provedores de saúde.[5]

As vantagens do exame físico por telemedicina são, além da ausência de risco de transmissão de doenças infectocontagiosas, a diminuição da concentração de pessoas no ambulatório (tanto profissionais de saúde quanto pacientes e acompanhantes), redução de tempo e despesas com transporte por parte dos pacientes, e, em alguns casos, até a maior segurança da equipe de saúde.

As avaliações do sistema musculoesquelético, no entanto, apresentam desafios únicos porque o diagnóstico depende significativamente de um exame físico, algo que não é facilmente realizado por meios virtuais.[6,7] Portanto, uma preocupação atual com a telemedicina é a capacidade de realizar exame físico eficaz, que é a pedra angular da avaliação clínica ortopédica.[8] Tendo em vista o desconhecimento médico anatômico e patológico por parte do paciente, devemos lançar mão de estratégias para extrair a maior quantidade de informações possíveis oriundas do exame físico com a maior precisão possível. Para isso, devemos tomar cuidados e seguir protocolos para sistematizar o atendimento.[5]

A teleconsulta pode ser feita por qualquer telefone, entretanto, há necessidade de câmera para o contato visual, adequada recepção de dados e agilidade com a tecnologia. Deve-se realizar teste de áudio e vídeo antes do início da teleconsulta, para que não haja nenhuma interrupção durante a realização do exame físico. Os pacientes devem ser instruídos a se conectar a um *site* de teste para confirmar suas configurações de câmera e microfone antes do encontro virtual. Orientações sobre o posicionamento adequado da câmera, a localização e iluminação, e as roupas para permitir visibilidade e exame adequados da parte do corpo afetada pode ajudar a se preparar para a visita.

Há necessidade de consentimento do atendimento virtual. A inclusão nas teleconsultas de vídeos para facilitar e demonstrar o exame físico para os pacientes pode ser um facilitador na hora da consulta. Muitos desses testes são embasados em manobras realizadas na consulta presencial, mas foram modificados para permitir a realização do teste pelo paciente.

Antes de iniciar o exame físico, minuciosa avaliação da história do paciente (anamnese) deve ser realizada para avaliar aspectos importantes, como idade, início dos sintomas, ocorrência ou não de traumatismo (cuja ausência prediz doença degenerativa) e sua participação em esportes e/ou outras atividades.[9] É recomendada uma padronização da anamnese e exame físico para aumentar a eficácia do atendimento e evitar a omissão de algum sinal ou sintoma. Solicite ao paciente que aponte com um dedo a área de dor visando uma melhor identificação dos sintomas.[5] Sempre que possível, ensine o paciente como ele deve realizar o exame físico por meio de um vídeo explicativo. Caso não haja nenhum vídeo, demonstre como deve ser feito o exame, realizando em você para que ele reproduza.

Certifique-se de que o paciente está em um ambiente adequado para a realização da teleconsulta. O cômodo apropriado deve permitir uma avaliação do arco de movimento de todas as articulações, assim como a marcha, e ser possível a mudança de posição do paciente tanto em pé como sentado ou deitado. O lugar deve ser calmo, com boa iluminação e sem barulho. Se possível, um acompanhante deve participar da consulta para auxiliar caso haja necessidade de ajustar o vídeo durante as diferentes posições do exame físico.[5]

Uma instalação médica deve estar disponível para que quaisquer pacientes considerados apropriados sejam revisados por um ortopedista, diretamente ou pela revisão das anotações do caso e da imagem.

Referências

1. Board on Health Care Services; Institute of Medicine. The Role of Telehealth in an Evolving Health Care Environment: Workshop Summary. Washington (DC): National Academies Press (US); 2012 Nov 20.

2. Perednia DA, Allen A. Telemedicine technology and clinical applications. JAMA. 1995 Feb 8;273(6):483-8.

3. Hurley ET, Haskel JD, Bloom DA, Gonzalez-Lomas G, Jazrawi LM, Bosco JA III, Campbell KA. The Use and Acceptance of Telemedicine in Orthopedic Surgery During the COVID-19 Pandemic. Telemed J E Health. 2021;27(6):657-62.

4. Tanaka MJ, Oh LS, Martin SD, Berkson EM. Telemedicine in the Era of COVID-19: The Virtual Orthopaedic Examination. J Bone Joint Surg Am. 2020;102(12):e57.

5. Laskowski ER, Johnson SE, Shelerud RA, Lee JA, Rabatin AE, Driscoll SW et al. The Telemedicine Musculoskeletal Examination. Mayo Clin Proc. 2020;95(8):1715-31.

6. Crawford AM, Lightsey HM, Xiong GX, Striano BM, Schoenfeld AJ, Simpson AK. Telemedicine visits generate accurate surgical plans across orthopaedic subspecialties. Arch Orthop Trauma Surg. 2022;142(11):3009-16.

7. Makhni MC, Riew GJ, Sumathipala MG. Telemedicine in Orthopaedic Surgery: Challenges and Opportunities. J Bone Joint Surg Am. 2020;102(13):1109-15.

8. Lawton CD, Swensen-Buza S, Awender JF, Pinnamaneni S, Lamplot JD, Young WK et al. The Elbow Physical Examination for Telemedicine Encounters. HSS J. 2021 Feb;17(1):65-9.

9. Nikolaou V, Bergeron SG, Huk OL, Zukor DJ, Antoniou J. Evaluation of persistent pain after hip resurfacing. Bull NYU Hosp Jt Dis. 2009;67(2):168-72.

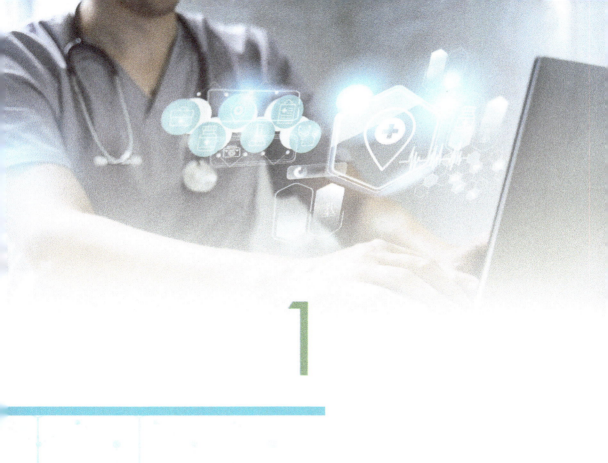

1

Exame Físico da Coluna Vertebral por Telemedicina

Guilherme Henrique Ricardo da Costa
Raphael Martus Marcon
Alexandre Fogaça Cristante
Tarcísio Eloy Pereira de Barros
Reginaldo Perilo Oliveira

Introdução

O exame físico da coluna inicia-se com as orientações sobre como se preparar para avaliação. As recomendações sobre as melhores vestimentas (uso de shorts que permitam avaliar por completo os membros inferiores e, especificamente para mulheres, recomenda-se o uso de tops para avaliação do tronco; a avaliação do tronco para homens é feita com o tronco todo exposto), o preparo do espaço em que será realizado o exame (espaço amplo, com dispositivo celular ou computador posicionado de forma que a câmera consiga capturar o paciente sentado durante a conversa e em ortostase com visualização completa do corpo) e uma lista de orientações sobre como será feita a avaliação ajudam a melhorar a dinâmica e a produzir melhores resultados das consultas.

Anamnese e exame físico

O exame físico sempre deve ser precedido por uma boa anamnese. As características da dor, assim como fatores de melhora ou piora, auxiliam a seleção das manobras e dos testes que devem ser realizados para investigação.

O exame inicia-se com a inspeção, solicitando ao paciente que aponte o local da dor ou que, em casos de dores irradiadas, localize o ponto de origem da dor e, com o dedo indicador, percorra todo o trajeto por onde a dor irradia. Caso identifique alguma alteração na inspeção ou queira confirmar o local de origem da dor (p. ex., um ponto gatilho doloroso), deve-se orientar o paciente a realizar a palpação de pontos de referência[1] (**Figura 1.1**). Nessa etapa, é imprescindível a utilização de roupas confortáveis e que permitam a observação do corpo do paciente, a fim de identificar quaisquer anormalidades cutâneas como manchas, edemas ou anormalidades posturais.

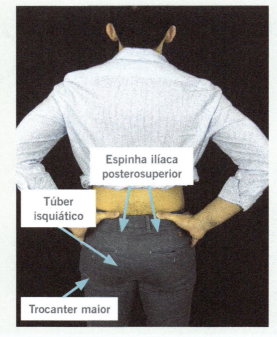

Figura 1.1 ■ Pontos anatômicos que podem ser avaliados na inspeção.

Fonte: Acervo da autoria.

A postura é avaliada com o paciente sendo visto de frente, de lado e por trás. De perfil, o alinhamento ideal normalmente deve ser considerado com uma linha vertical saindo do meato auditivo externo e descendo por meio do acrômio, passando atrás do quadril e na frente do joelho e tornozelo.[1]

Deve-se avaliar a amplitude de movimento do local da coluna comprometido e das articulações apendiculares mais próximas, com o objetivo de descartar diagnósticos diferenciais. O emprego de um goniômetro virtual por auxiliar na medida do arco de movimento e já foi validado em estudos prévios.[2] As movimentações para avaliação dos ombros e dos quadris estão na **Tabela 1.1**.

Tabela 1.1 ■ Amplitude de movimentos das articulações apendiculares próximas à coluna.

Articulação	Movimento avaliado	Posição	Execução
Quadril	Flexão	Deitado de lado para a câmera	Puxar o joelho em direção ao peito
Quadril	Rotação externa	Paciente sentado de frente para a câmera	Com joelho flexionado 90°, fazer o movimento como se fosse cruzar as pernas
Quadril	Rotação interna	Paciente sentado de frente para a câmera	Com joelho flexionado 90°, rodar o quadril internamente (**Figura 1.2**)
Ombros	Abdução	Paciente sentado de frente para a câmera	Abdução dos ombros
Ombros	Flexão	Paciente de lado para a câmera a 90°	Flexão dos ombros (**Figura 1.3**)
Ombros	Rotação interna e rotação externa	Paciente de lado para a câmera a 90°	Com o ombro abduzido a 90°, executa-se a rotação externa e interna (a rotação interna pode, adicionalmente, ser avaliada com o paciente de costas para a câmera)

Fonte: Desenvolvida pela autoria.

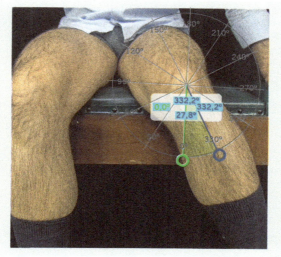

Figura 1.2 ■ Rotação interna do quadril.
Fonte: Adaptada de Tanaka *et al.* (2020).

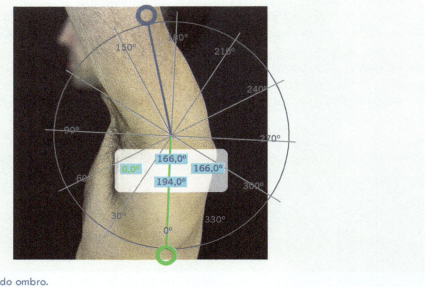

Figura 1.3 ■ Flexão do ombro.
Fonte: Adaptada de Tanaka *et al.* (2020).

A movimentação da coluna lombar, propriamente dita, é feita com o paciente em pé. Solicita-se ao paciente que realize a extensão, a flexão (uma medida objetiva pode ser a medição da distância entre a ponta do 3º dedo e o solo), a rotação e as inclinações laterais. A amplitude de movimento da coluna cervical é feita com a avaliação de flexão, extensão, rotação e flexões laterais.

Avalia-se a marcha do paciente com a caminhada em direção à câmera e afastando-se da câmera (o que reforça a importância do preparo adequado do ambiente para que se tenha espaço para ser possível realizar a caminhada). Realiza-se uma marcha normal, caminhada na ponta dos pés, com apoio dos calcanhares e marcha tandem (por sobre uma linha reta, o paciente, quando troca passos, deve apoiar o calcanhar diretamente a frente dos dedos do outro pé, mantendo-os rigorosamente alinhados, de modo a reduzir a base de sustentação – é considerado normal a marcha sem desequilíbrio com ao menos 10 passos).[4]

A avaliação neurológica da força motora e da sensibilidade pode ser importante para descartar sintomas relacionados à coluna e identificar grupos musculares para direcionar a reabilitação.[3] Os movimentos são realizados contra a gravidade e com a adaptação de alguns objetos pré-determinados que são comuns em casa (**Tabela 1.2**), já orientados no momento pré-consulta para que tudo esteja preparado para agilizar o exame.

Tabela 1.2 ■ Objetos que podem ser adaptados para avaliação dos testes neurológicos.

Pesos aproximados de itens domésticos que podem ser utilizados durante o teste de força neurológica ou manobras provocativas dos membros superiores	
Item	Peso aproximado (em quilogramas)
Celular (iPhone ou Android)	0,15 a 0,2 kg
Garrafa de água de 500 mL cheia ou garrafa de vinho vazia (750 mL)	0,5 kg
Garrafa *pet* de plástico de 1 L cheia	1 kg
Garrafa *pet* de plástico de 2 L cheia	2 kg
Garrafa de água de 5 L	5 kg

Fonte: Desenvolvida pela autoria.

O teste de elevação do membro inferior em extensão pode ser utilizado para avaliar a força de flexão do quadril, assim como a presença de dor durante o movimento. A força do glúteo médio (raiz de L5) para abdução do quadril pode ser avaliada com o paciente em decúbito lateral, solicitando que seja feita elevação lateral do membro inferior em extensão e sustentado o movimento. Esse mesmo movimento pode demonstrar dor em casos de tendinite do glúteo.

Alguns dos testes utilizados para avaliação das raízes motoras cervicais e lombares estão na **Tabela 1.3**. As adaptações das manobras para avaliação virtual podem causar confusão, visto que algumas manobras semelhantes podem ser empregadas com objetivos diferentes – **Figura 1.4**.[3] Ter em mente possíveis diagnósticos diferenciais é fundamental durante o exame (p. ex., uma redução na força de abdução do ombro com o braço pronado com incapacidade de abdução com objetos de até 0,5 kg pode indicar rotura do tendão supraespinhal, ao invés de uma fraqueza motora por déficit neurológico.[3]

Tabela 1.3 ■ Avaliação neurológica da força motora.

Raiz motora	Grupo muscular	Manobra ou teste
C5	Bíceps	Flexão do cotovelo contra gravidade e com objetos com aumento progressivo dos pesos
C6	Extensores do punho	Extensão do punho contra gravidade e com objetos com aumento progressivo dos pesos
C7	Tríceps	Com o braço acima da cabeça, partindo da posição com o cotovelo flexionado, realiza-se a extensão do cotovelo contra gravidade e com objetos com aumento progressivo dos pesos Obs.: pode-se solicitar ao paciente que se levante de uma cadeira apoiando-se nos braços da cadeira e estendendo os braços (**Figura 1.4**)
C8	Flexor profundo do 3º dedo	Apertar uma garrafa até amassar
T1	Adutor do 5º dedo	Movimento de abrir ao máximo os dedos das mãos (abdução) e, em seguida, fechar os dedos aproximando-os com todos em extensão (adução do 5º dedo)
L2	Flexores do quadril	Flexão do quadril com o paciente em posição supina
L3/L4	Quadríceps	Levantar-se de uma cadeira sob uma das pernas Obs.: agachamento com as duas pernas seguido da subida para retornar à ortostase pode ser utilizado para uma avaliação geral da força do quadríceps e dos membros inferiores[1]
L5	Glúteos Extensor do hálux	Levantar-se de uma cadeira sem auxílio dos braços (**Figura 1.5**) Marcha com os calcanhares
S1	Gastrocnêmio	Marcha na ponta dos pés

Fonte: Desenvolvida pela autoria.

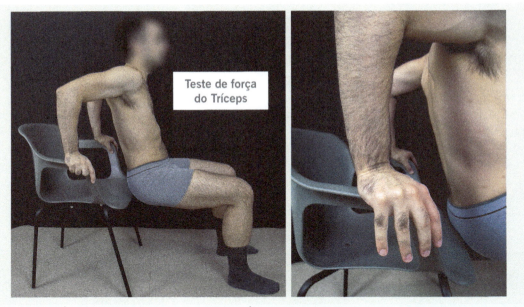

Figura 1.4 ■ À esquerda, teste de força do tríceps. À direita, teste para avaliação de instabilidade rotatória do cotovelo. O paciente é solicitado a rodar externamente o cotovelo (supinação do antebraço), apoiando-se na cadeira com o cotovelo machucado mais próximo à câmera e, em seguida, empurrar-se para longe da cadeira. Dor ou apreensão durante a realização da manobra é sugestivo de instabilidade rotatória pósterolateral.[1] É possível notar as diferenças entre as imagens, porém, a realização incorreta pode alterar o resultado esperado do exame.

Fonte: Acervo da autoria.

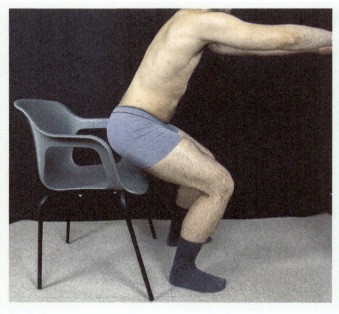

Figura 1.5 ■ Avaliação da força do glúteo.

Fonte: Acervo da autoria.

Os dermátomos utilizados para avaliação sensitiva ao toque estão na **Tabela 1.4**.

Tabela 1.4 ■ Avaliação da sensibilidade.

Raiz	Topografia/dermátomo
C5	Lateral do cotovelo
C6	1º dedo
C7	Dedo médio (3º dedo)
C8	Face lateral da mão (face ulnar)
T1	Face medial do cotovelo
L1	Imediatamente abaixo do ligamento inguinal anteriormente
L2	Terço médio da coxa na face anterior
L3	Côndilo femoral medial
L4	Maléolo medial
L5	Cabeça do 3º metatarso
S1	Face lateral do calcâneo

Fonte: Adaptada de Laskowski *et al.* (2020).

Os reflexos (**Figura 1.6**) também podem ser realizados, porém dependem de fatores pessoais, como relaxamento da musculatura ou predisposição à resposta exagerada, que dificultam a interpretação dos resultados.[1]

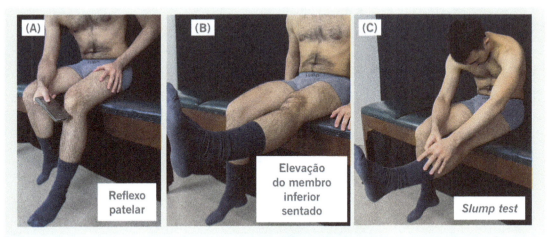

Figura 1.6 ■ Testes para avaliação da coluna lombar (duas linhas superiores) e da coluna cervical (linha inferior). Testes para avaliação da coluna lombar, articulações sacroilíacas e coluna cervical. Na primeira linha, da esquerda para direita: (A) reflexo patelar; (B) elevação do membro inferior em posição sentada; (C) *Slump* test.

(Continua)

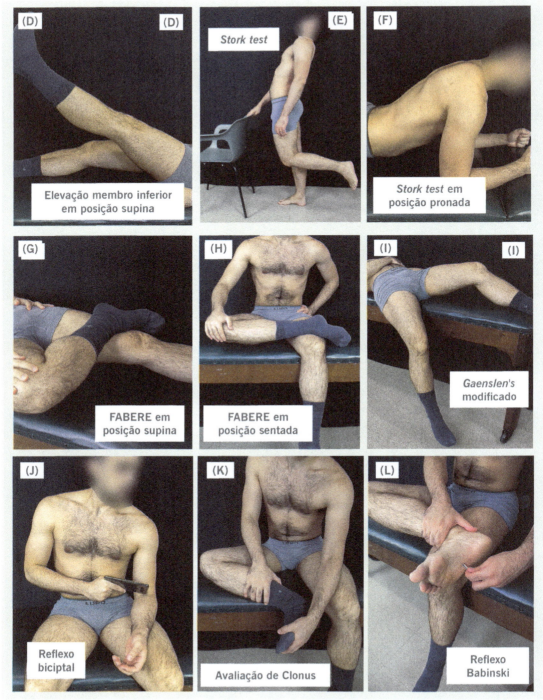

Figura 1.6 ■ Testes para avaliação da coluna lombar (duas linhas superiores) e da coluna cervical (linha inferior). Testes para avaliação da coluna lombar, articulações sacroilíacas e coluna cervical. Na primeira linha, da esquerda para direita: (D) elevação do membro inferior em posição supina. Na segunda linha, da esquerda para direita: (E) Stork test; (F) Stork test em posição pronada; (G) FABERE em posição supina; (H) FABERE em posição sentada; (I) Gaenslen's modificado. Na terceira linha, da esquerda para direita: (J) reflexo biciptal; (K) avaliação de clônus; (L) reflexo de Babinski.

(*Continua*)

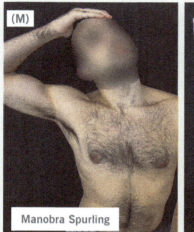 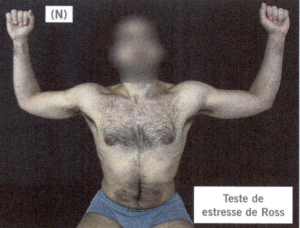

Figura 1.6 ■ Testes para avaliação da coluna lombar (duas linhas superiores) e da coluna cervical (linha inferior). Testes para avaliação da coluna lombar, articulações sacroilíacas e coluna cervical. Na primeira linha, da esquerda para direita: (M) manobra de Spurling; (N) teste de *stress* de Ross.

Fonte: Acervo da autoria.

TESTES ESPECIAIS

Alguns testes são realizados na tentativa de identificar o local acometido e para diagnóstico diferencial (**Figura 1.6**).

Os testes para avaliação de tensão neural são realizados na suspeita de hérnias discais e radiculopatias. O teste de elevação do membro inferior estendido avalia as raízes de L5 e S1, devendo ser realizada inicialmente na posição sentada (caso positivo, o teste realizado em posição não precisa ser feito).[1] A elevação do membro inferior em posição supina pode apresentar confusão em seu resultado em casos de dor na região do quadril, que pode ser resultado da ativação muscular.[1] A elevação do membro inferior assintomático que provoca dor no membro inferior sintomático é considerada positiva e sugestiva de herniação central.[1] A extensão do membro inferior, realizada com o paciente em posição prona e o joelho flexionado (teste reverso da elevação do membro inferior) é utilizada para avaliação das raízes lombares proximais, de L1 a L4. Nessa posição, solicita-se ao paciente que afaste a coxa da mesa de avaliação.

A avaliação dos elementos posteriores da coluna lombar é feita com a realização de manobras que estressam as articulações. O teste realizado para essa avaliação é chamado Stork test e pode ser realizado em ortostase (apoiado sobre uma perna) ou pronado (pacientes que apresentem dificuldade para realizar o teste em ortostase). O paciente deve realizar a extensão da coluna e o resultado é considerado positivo se ocorrer reprodução da dor.[1]

O teste de flexão, adução e rotação interna (FADIR) e o teste de flexão, abdução e rotação externa (FABERE ou teste de Patrick), são utilizados para diferenciar dores de origem da coluna, das articulações sacroilíacas ou dos quadris.[1,3]

Alguns testes são utilizados na avaliação de possível mielopatia cervical: clônus, Babinski, movimentos repetitivos alternados (paciente com os membros superiores estendidos e as palmas das mãos abertas de frente para a câmera: solicita-se que realize rapidamente os movimentos de abrir e fechar as mãos) e o teste de pegar e largar um objeto sobre uma mesa (um adulto normal consegue realizar mais de 20 de repetições em 10 segundos).

Na investigação de cervicobraquialgia, realiza-se a manobra de Spurling com a flexão lateral do pescoço para o lado acometido. Considera-se o teste positivo com a reprodução da dor no trajeto da raiz acometida. Dor na região cervical posterior ou na musculatura paraespinal sem irradiação para o membro superior é indicativo de alterações degenerativas na faceta articular ou dor miofascial.[1]

O teste de stress de Ross pode ser utilizado na análise de síndrome do desfiladeiro torácico. Com os braços abduzidos e os cotovelos fletidos, solicita-se ao paciente que realize movimentos repetitivos de abrir e fechar as mãos por 1 a 3 minutos. O teste é positivo se reproduz os sintomas do paciente.

Conclusão

A telemedicina criou facilidades inegáveis para encurtar a distância entre médicos e pacientes. Os testes e as manobras devem cada vez mais ser aperfeiçoados para aumentar a sensibilidade e especificidade da autoavaliação, assim como aprimorar as orientações para tornar o exame cada vez mais prático e objetivo. Os avanços tecnológicos permitem cada vez mais incorporar novas informações às avaliações, como captar imagens de movimentos e testes dinâmicos remotos.[5,6]

Alguns fatores ainda representam dificuldades na avaliação por telemedicina, como a adaptação das teleconsultas às diferentes populações, incluindo idosos (algumas manobras podem predispor a riscos de quedas e lesões) e pacientes com déficit cognitivo.

Por fim, ainda faltam ainda estudos para a validação do exame físico por telemedicina na literatura, que serão importantes para o futuro do exame físico virtual.

Pontos-chave

- Boa opção para suspeição diagnóstica em casos sem sinais de alarme.
- Método de triagem para casos mais graves.
- Excelente opção para seguimento de pacientes no longo prazo.
- Necessidade de aprimoramento do avaliador para adequada condução da teleconsulta.

Referências

1. Laskowski ER, Johnson SE, Shelerud RA, Lee JA, Rabatin AE, Driscoll SW et al. The Telemedicine Musculoskeletal Examination. Mayo Clin Proc. 2020;95(8):1715-31.

2. Russell TG, Jull GA, Wootton R. Can the Internet be used as a medium to evaluate knee angle? Man Ther. 2003;8(4):242-6.

3. Tanaka MJ, Oh LS, Martin SD, Berkson EM. Telemedicine in the Era of COVID-19: The Virtual Orthopaedic Examination. J Bone Joint Surg Am. 2020;102(12):e57.

4. Camara FM, Gerez AZ, de Jesus Miranda ML, Velardi M. Capacidade funcional do idoso: formas de avaliação e tendências. Acta Fisiátrica. 2008;15(4):249-56.

5. Cai L, Ma Y, Xiong S, Zhang Y. Validity and Reliability of Upper Limb Functional Assessment Using the Microsoft Kinect V2 Sensor. Appl Bionics Biomech. 2019;2019:7175240.

6. Wochatz M, Tilgner N, Mueller S, Rabe S, Eichler S, John M et al. Reliability and validity of the Kinect V2 for the assessment of lower extremity rehabilitation exercises. Gait Posture. 2019;70:330-5.

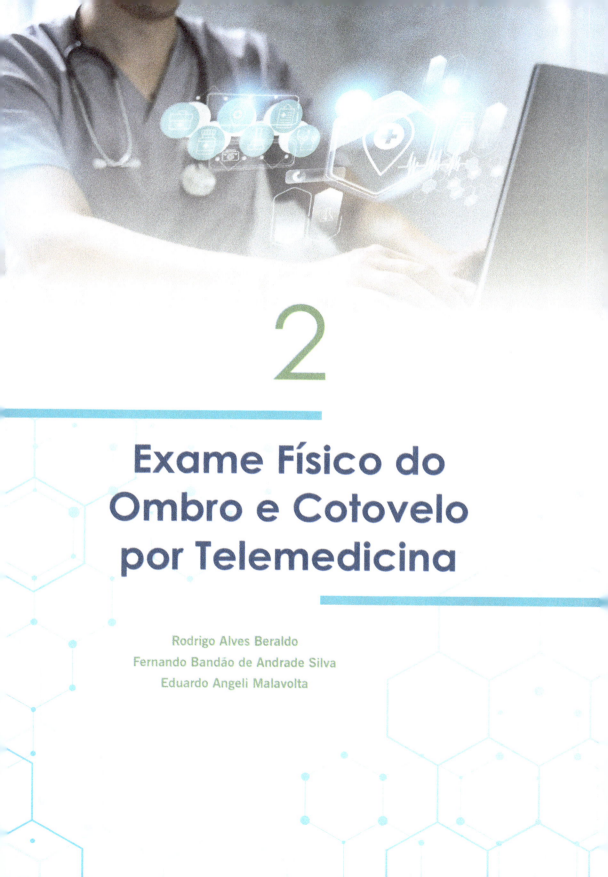

2

Exame Físico do Ombro e Cotovelo por Telemedicina

Rodrigo Alves Beraldo
Fernando Bandão de Andrade Silva
Eduardo Angeli Malavolta

Exame Físico do Ombro

Inspeção

O paciente deve vestir uma regata ou sutiã esportivo para permitir a avaliação completa dos ombros, do tórax e da parte superior das costas. Caso seja necessário, o examinador deve pedir que o paciente retire alguma peça de roupa para melhor visualização e realização do exame físico.

Na inspeção estática, o ombro deve ser avaliado em uma visão anterior, posterior e lateral em busca de alterações na pele, cicatrizes, eritema ou equimose e atrofia muscular. Além disso, deformidades e assimetria das escápulas também devem ser avaliadas nesse momento.

Amplitude de movimento

A amplitude de movimento (ADM) deve ser avaliada de maneira ativa com e sem o auxílio do membro contralateral. Um goniômetro padrão ou virtual pode ser utilizado nesse momento do atendimento. Para que haja uma padronização do exame, é recomendado que se faça um *print* da tela na amplitude máxima de cada movimento para melhor aferição dos ângulos.[1]

Os movimentos de flexão anterior, elevação no plano da escápula, abdução (**Figura 2.1**) e rotação lateral com o braço aduzido e cotovelo fletido em 90° (**Figura 2.2**) devem ser avaliados com o paciente posicionado tanto em visão frontal quanto em visão lateral. Para avaliar a rotação medial, pedimos que o paciente alcance a região mais alta do seu dorso com o polegar do membro que está sendo examinado (**Figura 2.2**), de costas para a câmera, em visão posterior.

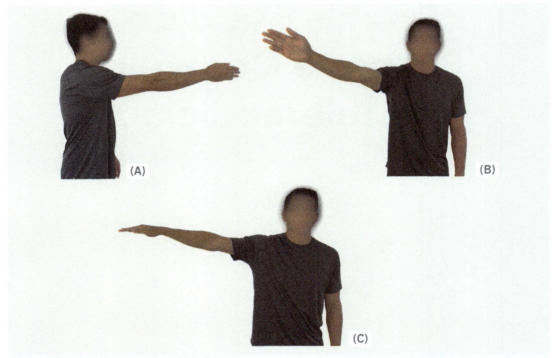

Figura 2.1 ■ (A) Flexão anterior do ombro; (B) elevação do ombro; (C) abdução do ombro.

Fonte: Acervo da autoria.

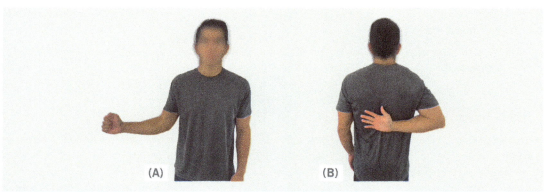

Figura 2.2 ■ (A) Rotação lateral com o braço aduzido e cotovelo fletido em 90°; (B) rotação medial do ombro.
Fonte: Acervo da autoria.

Diversas doenças do ombro como osteoartrose, capsulite adesiva e lesões do manguito rotador podem diminuir a amplitude de movimento ativa do paciente. O diagnóstico diferencial entre essas doenças é importante e a avaliação da amplitude de movimento passiva (ADM), com a ajuda do lado contralateral, pode auxiliar nesse momento. Alterações como osteoartrose em estágios avançados e capsulite adesiva geralmente causam diminuição da ADM tanto ativa quanto passiva. Já as doenças do manguito rotador podem causar perda do movimento ativo sem que haja comprometimento da ADM passiva.

Nessa etapa do exame, também é importante a avaliação do ritmo escapulotorácico e posicionamento escapular durante o movimento ativo. O paciente deve ser avaliado em uma visão posterior. Solicite que ele faça elevação bilateral dos ombros com os cotovelos estendidos. Durante o teste, o examinador deve avaliar o posicionamento da escápula e a simetria do movimento. Afecções que causam discinesia escapular podem ser diagnosticadas neste momento.

Palpação

O paciente é solicitado a apontar com 1 dedo para a área de desconforto máximo.

Inicialmente, devemos solicitar que o paciente pressione a articulação esternoclavicular, toda a clavícula e a articulação acromioclavicular. Dor nessa região pode estar relacionada a processos inflamatórios locais.

O sulco bicipital deve ser palpado com o braço em 10° de rotação lateral. Dor durante a palpação do sulco bicipital geralmente está relacionada à tenossinovite da cabeça longa do bíceps.

A inserção do músculo deltoide deve ser palpada na face lateral do braço. Dor nessa região pode estar relacionada a doenças do manguito rotador. Além disso, é importante avaliar a sensibilidade local. Essa região é inervada pelo nervo axilar, que pode estar comprometido principalmente após fraturas ou luxações do ombro.

Força muscular

A avaliação da movimentação ativa livre do ombro, de forma simétrica, sem compensação escapulotorácica, pode ser um indicativo da força muscular funcional (força muscular grau 4 ou 5). O membro contralateral pode ser utilizado para oferecer resistência ao movimento. No movimento de rotação externa com o ombro aduzido, a capacidade de rotação livre, de forma simétrica, é um indicativo da função do infraespinal.

Todos os movimentos realizados na avaliação da amplitude de movimento devem ser repetidos nesse momento.

Testes especiais

A maioria dos testes especiais pode ser realizada independentemente pelo paciente com apenas pequenas alterações nas técnicas originalmente descritas.[2] Podemos dividir os testes especiais por doença ou região anatômica a ser estudada.

Manguito rotador

Testes de impacto

Para a realização do teste de impacto de Neer solicite que o paciente eleve rapidamente o ombro com auxílio do lado contralateral (**Figura 2.3**). O teste de Hawkins deve ser realizado com o ombro e cotovelo fletidos a 90°. O paciente deve realizar rotação medial rápida do ombro com auxílio do membro contralateral (**Figura 2.3**). Para o teste de Yocum, solicite que o paciente coloque a mão no outro ombro e eleve seu cotovelo contra resistência do lado contralateral (**Figura 2.3**).

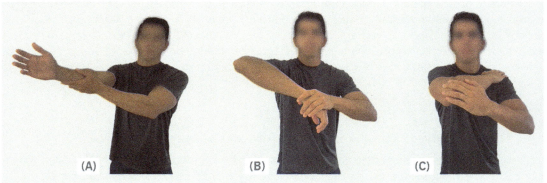

Figura 2.3 ■ (A) Teste de impacto de Neer; (B) teste de impacto de Hawkins; (C) teste de impacto de Yocum.
Fonte: Acervo da autoria.

Os testes de impacto apresentam boa sensibilidade, porém não possuem boa especificidade. Dor ou desconforto durante esses testes pode significar doença no espaço subacromial como bursites, tendinopatias ou lesões do manguito rotador. A correlação com a anamnese adequada, outros testes do exame físico e exames de imagem são essenciais para auxílio no diagnóstico da doença.

Testes para o manguito rotador

O teste de Jobe é utilizado para avaliação do músculo supraespinal. O paciente deve realizar elevação no plano da escápula além de 90° com rotação medial máxima do ombro enquanto oferece resistência com o lado contralateral (**Figura 2.4**).

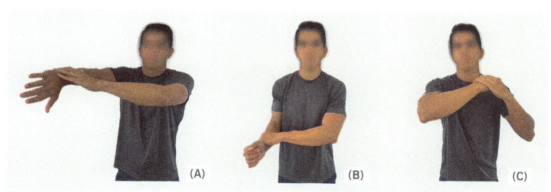

Figura 2.4 ■ (A) Teste de Jobe para avaliação do supraespinal; (B) teste do infraespinal; (C) teste de "bear hug" para avaliação do subescapular.

Fonte: Acervo da autoria.

Para a realização do teste do infraespinal, o paciente deve realizar rotação lateral do ombro com o braço aduzido junto ao corpo e contra a resistência do lado contralateral (Figura 2.4). A rotação lateral livre com o ombro em adução mantida pelo paciente por alguns segundos é indicativa de ausência do teste de cancela e função parcial ou totalmente preservada do infraespinal.

O teste *"bear hug"* para avaliação do músculo subescapular inicia-se com o paciente colocando a mão do membro afetado por sobre o ombro contralateral. A seguir, solicita-se que retire a mão do ombro contra a resistência da mão contralateral (**Figura 2.4**).

Durante a realização dos testes especiais, é importante que o paciente relate tanto dor quanto alteração de força quando comparado ao lado não afetado. Pacientes portadores de tendinopatias geralmente apresentam dor sem alteração de força nos testes específicos. Entretanto, pacientes com lesões do manguito podem apresentar alteração da força durante as manobras, principalmente em lesões grandes dos tendões.

Testes para o bíceps

O *"speed test"* é realizado com o paciente elevando o braço no plano da escápula com o ombro em rotação lateral, contra a resistência do lado contralateral (**Figura 2.5**).

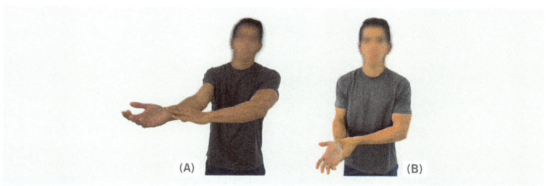

Figura 2.5 ■ (A) Teste de speed para avaliação da cabeça longa do bíceps; (B) teste de Yergason para avaliação da cabeça longa do bíceps.

Fonte: Acervo da autoria.

O teste de Yergason é realizado com o paciente fazendo a supinação do antebraço contra resistência, com o cotovelo aduzido e em flexão de 90° (**Figura 2.5**).

Os testes são considerados positivos quando o paciente refere dor na região do sulco bicipital. A dor pode estar relacionada à tenossinovite da cabeça longa do bíceps.

Articulação acromioclavicular

O *"cross arm test"* deve ser iniciado com o ombro em flexão de 90°. O paciente deve realizar a adução do braço de maneira ativa assistida pelo lado contralateral. O teste é considerado positivo quando o paciente refere dor na articulação acromioclavicular, podendo indicar processo inflamatório local.

O teste de O'Brien é realizado com flexão do ombro a 90° e extensão total do cotovelo, combinado com 10° a 15° de adução do ombro e rotação interna. A partir daí, o examinador pede para o paciente realizar flexão do ombro contra resistência do membro contralateral (posição 1 – **Figura 2.6A**); a manobra deve ser repetida com supinação total do antebraço (posição 2 – **Figura 2.6B**). O teste é considerado positivo para patologia na articulação acromioclavicular quando o paciente refere dor nos dois tempos. A melhora da dor na segunda posição do teste pode sugerir afecções na origem da cabeça longa do bíceps ou região superior do labrum.

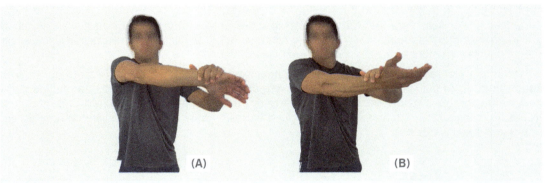

Figura 2.6 ■ Teste de O'Brien: (A) posição 1; (B) posição 2.
Fonte: Acervo da autoria.

Instabilidade glenoumeral

O teste de apreensão anterior é um excelente teste de triagem para o diagnóstico de instabilidade anterior do ombro e pode ser realizado instruindo o paciente a colocar o ombro afetado na posição de arremessador (abdução de 90° em rotação externa máxima) (**Figura 2.7**). O teste é considerado positivo quando o paciente refere dor ou medo de luxar o ombro.

O teste de estresse posterior para instabilidade posterior deve ser realizado com o ombro e cotovelo fletidos a 90°. O paciente deve realizar uma compressão axial no cotovelo para posterior (**Figura 2.7**). O teste é considerado positivo quando gera dor ou desconforto na face posterior do ombro.

O teste do sulco para instabilidade inferior ou multidirecional também pode ser realizado pelo próprio paciente. Com o ombro aduzido e o cotovelo fletido a 90°, solicite que o paciente faça uma tração axial no sentido inferior com o membro contralateral. O teste é considerado positivo quando visualizamos um sulco formado inferiormente ao acrômio. Além disso, o paciente deve relatar dor ou desconforto. O aparecimento do sulco sem gerar dor ou desconforto pode estar relacionado à frouxidão ligamentar isolada, sem presença de instabilidade.

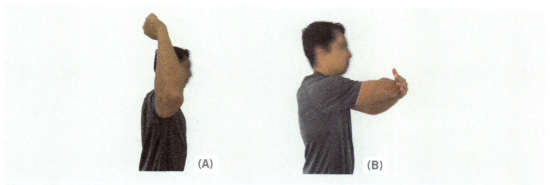

Figura 2.7 ■ (A) Teste da apreensão anterior do ombro; (B) teste do estresse posterior do ombro.
Fonte: Acervo da autoria.

Exame físico do cotovelo

Inspeção

O exame do cotovelo começa pela inspeção. Busca-se a presença de alterações cutâneas, edema, eritema, equimose, cicatrizes e deformidades. O paciente deve posicionar-se de maneira adequada para que o avaliador consiga visualizar seu cotovelo em uma posição frontal, lateral, medial e posterior, conforme o paciente se movimenta diante da câmera. Além disso, a inspeção deve incluir uma avaliação da posição do cotovelo em repouso, ângulo de carregamento e deformidade do músculo bíceps e tríceps.[3] Nesse momento, o paciente deve apontar com um dedo o local exato em que sente dor ou desconforto.[1]

Amplitude de movimento

A flexão e a extensão máximas do cotovelo são observadas com o paciente de lado para a câmera e fletindo o ombro a 90°, com o antebraço em supinação (**Figura 2.8**). A supinação e a pronação são avaliadas com o paciente de frente para a câmera, com o braço ao lado do corpo (ombro aduzido) e o cotovelo fletido a 90° (**Figura 2.9**).

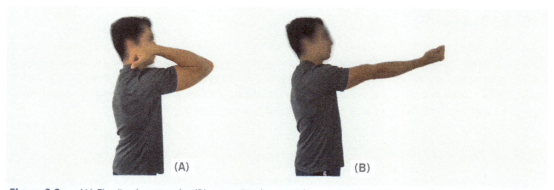

Figura 2.8 ■ (A) Flexão do cotovelo; (B) extensão do cotovelo.
Fonte: Acervo da autoria.

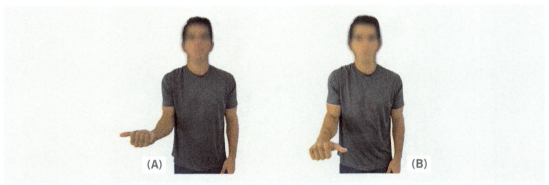

Figura 2.9 ■ (A) Supinação do cotovelo; (B) pronação do cotovelo.

Fonte: Acervo da autoria.

O lado contralateral deve ser avaliado separadamente e os movimentos obtidos são comparados.

Dent *et al.* demonstram que um goniômetro padrão pode ser usado para auxiliar a aferição da amplitude de movimento.[4] Para que haja uma padronização do exame, é recomendado que se faça um *print* da tela na amplitude máxima de cada movimento, para melhor aferição dos ângulos.

Palpação

O paciente deve apontar para a área de dor máxima com um único dedo. Proeminências ósseas devem ser palpadas em busca de dor. Os epicôndilos e a ponta do olécrano são estruturas importantes para avaliação da congruência articular. Com o cotovelo em extensão, essas estruturas se encontram alinhadas. Com o cotovelo em flexão de 90°, eles formam um triângulo equilátero.

Dor à palpação da face lateral do cotovelo pode ser indicativo de epicondilite lateral, plica sinovial, instabilidade posterolateral ou osteoartrose capituloradial. Dor na face anterior pode corresponder à tenossinovite do tendão distal do bíceps ou do músculo braquial, além de alterações do nervo mediano.

Dor na face posterior pode corresponder à tenossinovite do tríceps ou bursite olecraniana.

Dor na face medial do cotovelo pode corresponder à epicondilite medial, instabilidade posteromedial, neuropatia do ulnar ou osteoartrose umeroulnar.

Força muscular

O teste de força pode ser realizado contra a gravidade e segurando objetos de peso conhecido durante a flexão e extensão do punho e cotovelo. Em lesões agudas do tendão distal do bíceps, o contorno muscular é avaliado em relação à assimetria, tanto em repouso quanto durante a flexão do cotovelo. Da mesma forma, a avaliação das lesões do tríceps envolve a inspeção do contorno muscular, edema ou assimetria na face posterior do cotovelo durante o movimento.[1]

Testes especiais

Os testes especiais podem ser subdivididos em testes para avaliação de instabilidade, de alterações tendíneas e de alterações neurológicas. O paciente pode completar os testes de forma independente, com pequenas alterações nas técnicas originalmente descritas.[3]

Instabilidade

A manobra de ordenha é teste de triagem para patologia do complexo ligamentar medial do cotovelo.[5] Com os ombros e cotovelos fletidos, antebraços supinados, o polegar do lado a ser examinado deve ser abduzido e seguro pela mão contralateral. Os braços são cruzados e a face lateral do cotovelo estudado deve se apoiar no antebraço do membro contralateral. A tração do polegar gera um estresse em valgo no cotovelo (**Figura 2.10A**). A positividade do teste ocorre com a presença de dor na região medial do cotovelo, sinal de incompetência ligamentar do complexo medial. Modificação dessa manobra é descrita para permitir que o paciente realize os testes com auxílio de utensílios domésticos.[3]

O teste de flexão na cadeira é um excelente teste triagem de instabilidade rotatória posterolateral.[6] O paciente inicia o movimento da posição com os cotovelos fletidos a 90° e apoiado em uma cadeira com as duas mãos, com os antebraços em supinação, e deve partir da flexão para extensão dos cotovelos (**Figura 2.10B**). Dor e desconforto na face lateral do cotovelo indicam instabilidade posterolateral ou insuficiência do complexo ligamentar lateral do cotovelo.

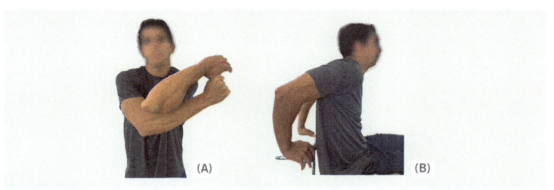

Figura 2.10 ■ (A) Teste da ordenha para avaliação do complexo ligamentar medial; (B) teste de flexão na cadeira para avaliação do complexo ligamentar lateral.

Fonte: Acervo da autoria.

Tendinopatias

O teste de Cozen é realizado com o cotovelo fletido a 90°, antebraço em pronação e punho fletido. O paciente deve ser orientado a realizar a extensão ativa do punho contra resistência da mão contralateral (**Figura 2.11A**). O teste de Mill é realizado com o cotovelo em extensão e punho em extensão completa. Com o auxílio da outra mão, o paciente deve fletir o punho de maneira passiva (**Figura 2.11B**). Dor na face lateral do cotovelo pode indicar epicondilite lateral nessas duas manobras.

O teste para rastreio de epicondilite medial deve ser realizado com o cotovelo em flexão de 90°, antebraço em supinação e punho em extensão completa. Em seguida, o punho deve ser fletido ativamente contra resistência da mão contralateral. Dor na face medial do cotovelo indica positividade para esse teste.

O teste do gancho (*hook test*) é realizado para diagnóstico de lesão do tendão distal do bíceps. O paciente deve realizar abdução do ombro em 90°, flexão do cotovelo em 90° e supinação do antebraço. Com o dedo indicador da mão contralateral, deve-se procurar palpar o tendão do bíceps distal de lateral para medial (**Figura 2.12**). O teste é positivo quando o paciente não encontra o tendão com seu dedo. A comparação com o lado contralateral é importante para auxílio no diagnóstico dessa lesão.

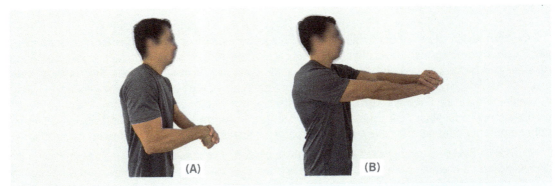

Figura 2.11 ■ Manobras para avaliação de epicondilite lateral: (A) teste de Cozen; (B) teste de Mill.

Fonte: Acervo da autoria.

Outra manobra para avaliação de lesão do tendão distal do bíceps é o teste da compressão. O paciente deve realizar compressão na massa muscular do bíceps com o cotovelo em flexão de 90° e antebraço em posição neutra. A observação de uma leve supinação passiva do antebraço significa integridade do tendão do bíceps distal.

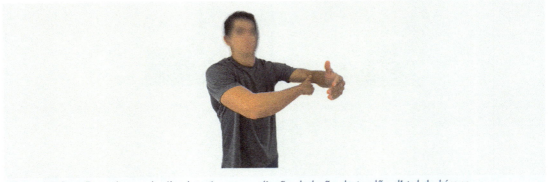

Figura 2.12 ■ Teste do gancho (*hook test*) para avaliação de lesão do tendão distal do bíceps.

Fonte: Acervo da autoria.

Alterações neurológicas

O teste de flexão do cotovelo é realizado partindo de extensão completa para flexão, de maneira passiva, realizada pelo membro superior contralateral. Subluxação do nervo ulnar pode ser observada quando a flexão atinge 90°. O teste de Tinel é realizado com a dígito percussão entre o epicôndilo medial e olécrano com o cotovelo fletido em 90°. O teste é positivo quando o paciente refere dor irradiada para face medial do antebraço e 4º e 5º quirodáctilos. Ambas as manobras podem ser usadas para rastrear a síndrome do túnel cubital e podem ser realizadas por pacientes com instruções apropriadas.[3]

A síndrome do túnel radial pode ser avaliada com o teste de pronação passiva com flexão do punho, realizada com auxílio do membro contralateral. O teste é positivo quando o paciente refere dor ou desconforto na face lateral do antebraço.

O teste de supinação resistida pelo membro superior contralateral pode ser usado para rastrear a síndrome do nervo interósseo posterior. Diminuição de força indica positividade para esse teste.

Todos os testes para alterações neurológicas devem ser realizados bilateralmente, para que o paciente consiga comparar o lado afetado com o lado normal.

Conclusão

As plataformas virtuais de telemedicina para a prestação de serviços de saúde provavelmente farão parte do dia a dia do cirurgião ortopédico. Fatores relacionados à economia em saúde, expansão geográfica e melhor administração do tempo, além da conveniência e satisfação do paciente e do médico, estimulam o crescimento do atendimento à distância.[2] Estudo realizado por Bradley *et al*. demonstra a não inferioridade da telemedicina na avaliação de doenças do manguito rotador.[7] Entretanto, a padronização dos exames virtuais e a validação das medidas são os próximos passos para melhorar a utilidade da telemedicina no campo da ortopedia. As direções futuras incluem avanços tecnológicos para potencialmente incorporar imagens de captura de movimento e testes dinâmicos remotos.[8]

Estudos futuros para diferentes afecções do ombro e cotovelo se fazem necessários para avaliar a eficácia clínica da telemedicina, avaliar a satisfação do paciente e calcular o custo-benefício dessa ferramenta.

Pontos-chave

- Preparo adequado do ambiente da teleconsulta e dos equipamentos a serem utilizados.
- Vídeo explicativo para auxiliar o paciente a realizar as manobras de maneira adequada.
- Padronização da anamnese e sequência do exame físico.
- Direcionamento adequado dos testes específicos com base em sua hipótese diagnóstica.

Referências

1. Tanaka MJ, Oh LS, Martin SD, Berkson EM. Telemedicine in the Era of COVID-19: The Virtual Orthopaedic Examination. J Bone Joint Surg Am. 2020;102(12):e57.

2. Lamplot JD, Pinnamaneni S, Swensen-Buza S, Lawton CD, Dines JS, Nawabi DH et al. The Virtual Shoulder and Knee Physical Examination. Orthop J Sports Med. 2020;8(10):2325967120962869.

3. Lawton CD, Swensen-Buza S, Awender JF, Pinnamaneni S, Lamplot JD, Young WK et al. The Elbow Physical Examination for Telemedicine Encounters. HSS J. 2021;17(1):65-9.

4. Dent PA Jr, Wilke B, Terkonda S, Luther I, Shi GG. Validation of Teleconference-based Goniometry for Measuring Elbow Joint Range of Motion. Cureus. 2020;12(2):e6925.

5. Smith MV, Lamplot JD, Wright RW, Brophy RH. Comprehensive Review of the Elbow Physical Examination. J Am Acad Orthop Surg. 2018;26(19):678-87.

6. Regan W, Lapner PC. Prospective evaluation of two diagnostic apprehension signs for posterolateral instability of the elbow. J Shoulder Elbow Surg. 2006;15(3):344-6.

7. Bradley KE, Cook C, Reinke EK, Vinson EN, Mather RC 3rd, Riboh J et al. Comparison of the accuracy of telehealth examination versus clinical examination in the detection of shoulder pathology. J Shoulder Elbow Surg. 2021;30(5):1042-52.

8. Cai L, Ma Y, Xiong S, Zhang Y. Validity and Reliability of Upper Limb Functional Assessment Using the Microsoft Kinect V2 Sensor. Appl Bionics Biomech. 2019;2019:7175240.

3

Exame Físico da Mão e Punho por Telemedicina

Marcelo Rosa de Rezende
Ricardo Cartolano
Arthur Kayano Sargaço
Fábio de França Urquiza
Guilherme Henrique Meneghel

Introdução

O exame físico do punho e da mão por telemedicina tem como facilidade o fato de poder ser realizado com o paciente sentado e a uma distância próxima da câmera do computador, sem a necessidade de avaliação em ortostase ou em uma maca. Por outro lado, lesões pequenas podem não ser claramente visualizadas dependendo da resolução da imagem, e o exame motor e sensitivo, indispensável na avaliação da função da mão, pode não ser tão confiável com esse método.

Vale ressaltar que o médico deve fornecer orientações claras sobre a eventual necessidade de agendamento ambulatorial, presencial ou até a busca por uma unidade de pronto atendimento se houver sinais de alerta.

Inspeção

Deve ser obtida uma imagem com a câmera posicionada em frente ao paciente inicialmente com suas mãos pronadas, com a palma voltada para a câmera. Em seguida, em médio prono (**Figura 3.1**) e, por fim, inclinando-se a câmera obliquamente para baixo, apoiam-se ambas as mãos sobre a mesa, totalmente pronadas (**Figura 3.2**), tendo-se uma boa visualização do dorso dos dedos e punhos.

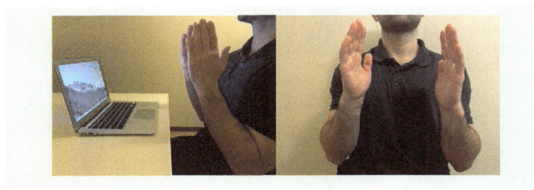

Figura 3.1 ■ Mãos em médio prono.
Fonte: Acervo da autoria.

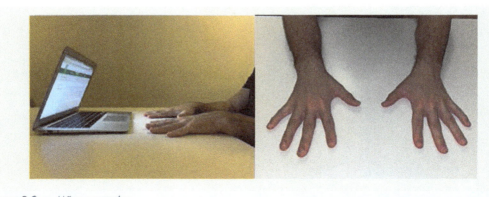

Figura 3.2 ■ Mãos pronadas.
Fonte: Acervo da autoria.

Em cada uma dessas posições, temos por objetivo extrair informações que nos ajudem a levantar sinais ou sintomas que contribuam para o diagnóstico e o acompanhamento. De uma forma geral, a perda do enrugamento da pele pode denotar aumento de volume (edema) que, associado a eritema, dor (relatada pelo paciente) e déficit funcional, nos sugere um processo inflamatório em curso. Nodulações em topografias articulares podem arremeter a cistos sinoviais (principalmente no dorso do punho), artrose (comum no dorso da articulação interfalangeana distal (IFD) e da articulação interfalangeana proximal [IFP]) ou tumores, por exemplo.

Na palma, vasculham-se as pregas palmares do punho, da mão e dos dedos, o trofismo muscular das regiões tenares e hipotenares, reentrâncias da pele, nodulações ou cordões (comuns na doença de Dupuytren), cicatrizes (sobretudo em áreas correlatas com a queixa), ulcerações e mudança da cor da pele.

Em médio prono, observa-se a manutenção da cascata digital dos dedos, tendo como normalidade o aumento progressivo da posição de flexão dos dedos em repouso, do dedo indicador ao dedo mínimo. Nota-se também o abaulamento da cabeça da ulna, acentuado em lesões radioulnares ou mesmo desvios grosseiros do alinhamento entre o rádio e carpo por lesões ósseas prévias, como fraturas do rádio distal, por exemplo.

Por fim, no dorso, pesquisa-se por nódulos em topografias articulares, desvios angulares no eixo dos dedos e do punho (como na artrite reumatoide ou doenças congênitas), existência e posição das unhas, além de abaulamentos no dorso da mão (p. ex., sugestivos de luxações prévias, lesões tumorais ou malformações vasculares).[1,2]

Em todos os momentos da inspeção, é oportuno solicitar que uma segunda pessoa posicione melhor a câmera para uma região suspeita a ser observada, ou que o paciente aproxime a mão, para obter maior riqueza de detalhes e precisão no diagnóstico.

PALPAÇÃO

Deve ser levado em conta que não são do uso cotidiano do paciente as terminologias anatômicas empregadas em nosso contexto. Logo, procuramos utilizar termos leigos que orientem o paciente onde realizar a palpação em si mesmo para que nos traga mais informações sobre sua doença.

Inicia-se pelas "costas da mão" (região dorsal), começando da borda do "dedo mínimo" (lado ulnar) até a "borda do polegar" (lado radial) e da ponta dos dedos (distal) até "próximo do cotovelo" (proximal), seguindo os referenciais apontados. Migrando para a "palma da mão" (região palmar), repete-se a mesma sequência adotada no lado dorsal. Por último, o exame localizado ao dedo em si.[3]

A palpação de proeminências ósseas e outras estruturas é muito importante na identificação da origem da dor; são também referências anatômicas para auxiliar em outros elementos do exame físico por telemedicina – por exemplo, o estiloide radial e o tendão do extensor longo do polegar podem auxiliar o paciente a identificar a tabaqueira anatômica.[4] Vale lembrar que algumas estruturas são mais fáceis de palpar do que outras, tornando necessário o discernimento do médico sobre a real compreensão do paciente, a qual pode afetar a precisão do exame.

Pode ser útil solicitar ao paciente que faça uma marcação com caneta sobre a pele em determinadas referências anatômicas, para que se torne o exame mais ágil quando for necessário retornar a estruturas previamente examinadas na realização de testes específicos.

Estruturas ósseas

- **Estiloide radial:** saliência óssea mais distal do rádio na face lateral do punho.
- **Tubérculo de Lister:** proeminência mais dorsal e proximal ao estiloide radial.

- **Processo estiloide da ulna:** face dorso medial e distal da ulna, saliência mais bem vista pelo paciente com o antebraço em pronação.

- **Escafoide:** pode ser palpado logo distal ao processo estiloide do rádio, na tabaqueira anatômica, com auxílio da identificação do extensor longo do polegar. O tubérculo do escafoide pode ser palpado na base da eminência tenar. Solicitar ao paciente que faça desvio radial do punho o torna mais saliente e fácil de ser identificado.

- **Capitato:** distalmente ao tubérculo de Lister, há uma depressão que corresponde à face dorsal côncava do capitato. Logo distal à depressão, há uma saliência que corresponde à articulação do capitato com o 3° metacarpo.

- **Semilunar:** com o punho fletido, podemos palpar o polo dorsal do semilunar, alinhado com o capitato e o tubérculo de Lister.

- **Pisiforme:** facilmente palpável na base da eminência hipotenar.

- **Hámulo do hamato:** saliência mais discreta distal e lateral ao pisiforme.

- **Metacarpos:** mais facilmente palpáveis no dorso da mão. Com a flexão da articulação metacarpo-falangeana (MF), palpa-se a cabeça do metacarpo.

- **Falanges:** assim como os metacarpos, mais facilmente identificadas na face dorsal.

Estruturas miotendinosas

- **Extensor longo do polegar:** solicite ao paciente que apoie a palma da mão na mesa e afaste o polegar da mesa, em direção ao teto, com isso, o tendão ficará saliente.

- **Flexor ulnar do carpo:** inserido no pisiforme, é palpável imediatamente proximal ao osso.

- **Palmar longo:** torna-se saliente quando o paciente faz a pinça do polegar com o 5° dedo e flexiona o punho.

- **Flexor radial do carpo:** mais bem visualizado com o punho fletido e cerrado.

Com a identificação dessas estruturas, conseguimos guiar o exame para outros locais como: tabaqueira anatômica, articulação radioulnar distal, canal de Guyon, túnel do carpo e complexo da fibrocartilagem triangular, por exemplo.

ARCO DE MOVIMENTO

Para testar o arco de movimento ativo do paciente, solicita-se ao paciente que repita os movimentos de um vídeo explicativo, ou até mesmo que o próprio médico demonstre os movimentos. Convém explorar ao máximo cada posição do paciente para evitar a mudança excessiva de posições. A sequência do exame seguirá esse princípio.[1,5]

Com o paciente sentado de frente para uma mesa, com o dorso da mão repousando sobre ela, demonstra-se a flexão e extensão dos dedos e do polegar, assim como a oponência do polegar e do quinto dedo. Com a palma da mão sobre a mesa, testam-se abdução e adução dos dedos e do polegar, além do desvio ulnar e radial do punho. Com o cotovelo apoiado e os dedos apontados para o teto, realizam-se flexão e extensão do punho. Com o paciente em pé, de frente para a câmera, com os cotovelos flexionados, dedos estendidos e polegar abduzido, testam-se então a pronação e a supinação do antebraço. Posicionado lateralmente, um lado de cada vez, realizam-se flexão e extensão do cotovelo.

Durante os testes de arco de movimento ativo, ao observar algum déficit, solicitar ao paciente ou à segunda pessoa, conforme conveniência, que auxilie o movimento, com o intuito de observar se o arco de movimento ativo é igual ou diferente do arco passivo, o que auxilia a diferenciar um bloqueio mecânico ou uma contratura de um déficit motor.

EXAME MOTOR E SENSITIVO

Importante para avaliação de sequelas de lesão do sistema nervoso central, assim como integridade dos nervos periféricos. Observar força muscular no exame da movimentação ativa, sensibilidade e reflexos.[1,5]

Movimentação ativa e força muscular

- **Extensão dos dedos:** solicita-se que o paciente realize a extensão das articulações metacarpo-falangeanas do 2º ao 5º dedos, mantendo as articulações interfalangeanas proximais fletidas.
- **Flexão dos dedos:** nesse momento, é possível separar o teste dos flexores profundos dos superficiais. Para testar o flexor superficial, é necessário que o paciente segure todos os dedos estendidos, exceto aquele que se deseja testar, e solicitar para que flexione o dedo. Para testar o flexor profundo de cada dedo, é necessário manter a IFP em extensão, deixando somente a IFD livre, e solicitar que o paciente flexione o dedo.
- **Extensão do polegar:** o extensor longo do polegar é testado ao realizar a extensão da articulação interfalangeana do polegar, enquanto o extensor curto realiza a extensão da articulação metacarpofalangeana.
- **Flexão do polegar:** semelhante à extensão, o flexor longo age na interfalangeana, enquanto o flexor curto age na metacarpofalangeana
- **Abdução do polegar:** pode ser testada solicitando que o paciente ponha a palma da mão sobre a mesa e abduza o polegar, afastando-o do segundo dedo.
- **Adução do polegar:** na mesma posição do teste de abdução, solicita-se ao paciente que aduza o polegar, aproximando-o do 2º dedo.

Para fazer a avaliação da força, podemos pedir ao paciente que compare os dois lados, sendo melhor em casos de lesões unilaterais. Já em casos bilaterais, podemos pedir que a segunda pessoa compare a força dos dois lados do paciente e depois compare com a própria força, servindo de controle.

Sensibilidade

Para o teste da sensibilidade tátil, podemos demandar o uso de um objeto, como um chumaço de algodão, por parte do paciente ou da segunda pessoa,[4] devendo-se evitar que o paciente use o próprio dedo, o que poderia confundir a percepção tátil. É importante sempre a comparação com a sensibilidade na mesma área do membro contralateral.

EXAME NEUROLÓGICO

- **Tinel:** é a digito-percussão sobre a topografia de um nervo, devendo sempre ser feito de distal para proximal. Serve para acompanhar a progressão da regeneração de um nervo. A percussão da área da regeneração provoca uma sensação de choque, que irradia pelo território do nervo correspondente. Também pode ser realizado em zonas de compressão nervosa, em que há desmielinização ou regeneração axonal.

Nervo ulnar

- **Flexão máxima do cotovelo e extensão do punho:** essa manobra alonga ao máximo o nervo ulnar, tensiona a aponeurose do tríceps, o ligamento epicôndilo-olecraniano e o assoalho do túnel cubital. Pede-se ao paciente que permaneça nessa posição por 1 minuto, em busca de sensação de choque ou parestesia no território do nervo ulnar.
- **Egawa:** paciente com a mão sobre apoio e palma virada para baixo deve mover o terceiro dedo nas direções radial e ulnar, avaliando-se os interósseos dorsais.
- **Sinal de Froment:** solicita-se ao paciente que segure as bordas de uma folha de papel fazendo uma pinça chave (polpa do polegar e face radial do indicador), puxando cada mão para um lado, com forças em direção oposta. Avaliam-se, assim, o adutor do polegar e o primeiro interósseo dorsal. Na sua insuficiência, o paciente fletirá a articulação interfalangeana do polegar do lado acometido, compensando o movimento com o flexor longo do polegar.
- **Sinal de Wartenberg:** com a palma virada para baixo e os dedos estendidos, o sinal é positivo na incapacidade de adução do 5º dedo, por insuficiência do terceiro interósseo volar.

Nervo mediano

- **Durkan:** pede-se ao paciente que, utilizando a outra mão, comprima com o polegar a região do túnel do carpo do lado investigado. Pesquisa-se parestesia no território do nervo mediano na mão. Vale ressaltar que o exame realizado com o punho em flexão tem maior sensibilidade.
- **Phalen:** paciente mantém os punhos em flexão máxima, com os dorsos das mãos encostados um no outro, por 1 minuto. Teste positivo na presença de parestesia e dormência no território do nervo mediano.
- **Phalen reverso:** semelhante ao teste de Phalen, porém paciente com os punhos estendidos e as palmas das mãos em contato uma com a outra.

Nervo radial

- **Pronação do antebraço, flexão e desvio ulnar do punho:** posição de alongamento do nervo sensitivo radial. Pode desencadear desconforto em casos de síndrome de Wartenberg (*cheiralgia paresthetica*), na qual há compressão do nervo entre o braquiorradial e o extensor radial longo do carpo

Lesões do nervo radial podem ter diversas etiologias (traumática, iatrogênica, idiopática, compressão por estruturas anatômicas ou externas). Como as principais funções do nervo radial são extensão do punho, dos dedos e do polegar, paciente pode se apresentar com "mão caída" e/ou incapacidade de esticar os dedos e o polegar. Deve-se avaliar a força do tríceps, do braquiorradial, do supinador e de cada um dos compartimentos extensores. Em casos de extensão do punho com desvio radial, considerar lesão do nervo interósseo posterior (já que o extensor radial longo do carpo recebe inervação direta do nervo radial).

Propedêutica clínica

Nesta seção, serão descritos testes voltados para auxiliar no diagnóstico de patologias específicas, bastante prevalentes na prática clínica do cirurgião de mão e do ortopedista.

Tenossinovite de De Quervain

Tenossinovite que acomete os tendões do primeiro compartimento extensor (abdutor longo do polegar e extensor curto do polegar).

- **Teste de Finkelstein:** é solicitado que o paciente realize a adução e flexão do polegar e, em seguida, a flexão dos outros quatro dedos por cima do polegar. Partindo da posição neutra do punho, orienta-se que seja realizado um desvio ulnar, sendo o teste positivo quando o paciente sentir uma dor na região próxima ao processo estiloide do rádio.

Cisto sinovial

Os cistos sinoviais são os tumores de partes moles mais comuns nas mãos. Preenchidos por mucina, aderidos à cápsula, tendão ou bainha tendínea. Mais prevalentes em mulheres, ocorrendo entre a 2ª e 4ª década.[9]

- **Cisto sinovial dorsal:** geralmente localizado na topografia do ligamento escafolunar. Para facilitar sua visualização, na suspeita de sua presença, é solicitado que o paciente realize a flexão do punho, o que torna o cisto mais evidente.
- **Cisto sinovial volar:** segundo tipo mais comum, atrás apenas do cisto sinovial dorsal. Localizado principalmente entre o flexor radial do carpo e o abdutor longo do polegar.
- **Cisto de bainha de tendão flexor:** terceiro tipo mais comum. Geralmente originado da polia A1, apresentando-se como uma massa na prega de flexão da articulação metacarpofalangeana.

Rizartrose

Processo degenerativo que acomete a articulação trapézio metacarpiana, afetando 10% das mulheres de meia-idade. Pacientes podem apresentar dor difusa no bordo radial da mão e, em estágios avançados, contratura em adução e hiperextensão compensatória da articulação metacarpofalangeana.

- *Grind Test:* pedir para que o paciente segure o polegar com a mão contralateral e realize uma força de compressão em direção à articulação metacarpofalangeana. O teste é positivo quando o paciente referir dor ao realizar a compressão axial do polegar, podendo significar a presença de sinovite ou osteoartrite degenerativa.

Dedo em gatilho

Doença inflamatória que cursa com sintomas dolorosos, associados a um sinal de travamento ou ressalto, durante a flexoextensão de um quirodáctilo, em razão da incompatibilidade entre o volume do tendão flexor e a polia ao seu redor. O fenômeno de ressalto ou o travamento ocorre em razão de um atrito mecânico entre o tendão flexor e a polia A1, que normalmente encontra-se espessada.

- **Palpação da polia A1:** de maneira simplificada, a polia A1 está localizada entre a prega palmar digital (base do dedo) e a prega palmar distal. Em estágios iniciais dessa patologia, a dor ao se palpar essa região pode ser o único sintoma encontrado pelo paciente.

- **Teste de flexão e extensão dos dedos:** ao se solicitar que o paciente realize a flexoextensão do dedo a ser examinado, pode ser evidenciado um ressalto ou travamento. A depender do estágio da doença, o travamento pode ser vencido a partir do movimento ativo do próprio dedo ou necessitar de auxílio da outra mão para completar o movimento passivamente. Em casos mais avançados, o dedo pode encontrar-se bloqueado em flexão ou extensão.

Deformidade dos dedos

- **Dedo em martelo:** perda da capacidade de extensão da IFD. Pode ser causada por ruptura tendínea ou por arrancamento da inserção do tendão extensor terminal na base da falange distal.

- **Dedo em botoeira:** hiperextensão da IFD, flexão da IFP e hiperextensão da MF. Ocorre quando há lesão do tendão extensor central ou do ligamento triangular, causando a migração volar das bandas laterais e, com isso, a incapacidade de se estender a IFP.

- **Deformidade em pescoço de cisne:** flexão da IFD e hiperextensão da IFP. Pode ser causada por frouxidão capsuloligamentar, alterações do tendão flexor superficial dos dedos ou secundária a dedo em martelo crônico.

Em todas as deformidades dos dedos, é importante solicitar ao paciente que seja testado tanto o movimento ativo quanto passivo das articulações envolvidas. A presença de rigidez articular que impeça a correção passiva da deformidade pode necessitar de um tratamento diferente do proposto para uma deformidade que não envolva rigidez.

Doença de Dupuytren

Condição hereditária, benigna, crônica e progressiva, que resulta em alterações fibróticas da fáscia palmar e das partes moles adjacentes. Os tecidos se encurtam ao longo das linhas mecânicas de tensão, limitando a extensão digital. Mais prevalente em homens, caucasianos, entre 50 e 60 anos e no membro dominante. Os raios mais afetados são os 4º e 5º raios.[6]

- **Sinais precoces:** pele tensa, ficando esbranquiçada quando é realizada extensão dos dedos. Podem ser também observadas alterações no contorno da mão, como alteração das pregas ou formação de covas.

- **Nódulos e cordas:** geralmente os nódulos e cordas são associados, como em um rosário. Os nódulos são áreas ovoides de tensão no subcutâneo, sem bordas bem delimitadas, podendo haver proeminência das papilas dermais. As cordas ficam tensas quando esticadas, possuindo margens definidas.

- **Nódulos de Garrod:** massas firmes no dorso dos dedos, mais comuns nas interfalangeanas proximais.

- **Table top test:** solicitar ao paciente que coloque a palma da mão em contato com a mesa. Positivo quando não há contato da palma da mão com a mesa por conta da incapacidade de extensão completa dos dedos.

- **Deformidade em flexão:** para melhor avaliação do déficit de extensão articular, o paciente é orientado a posicionar o dedo a ser avaliado de forma que ele seja visualizado em perfil pela câmera. Os raios mais centrais são mais difíceis de serem avaliados em razão da obstrução da visão pelos dedos das extremidades. Idealmente, deve ser avaliado o déficit de extensão da IFP e MF de todos os dedos.

Pontos-chave

1. Paciente localizado em um ambiente adequadamente iluminado, silencioso e sem interrupções externas. Portar equipamento com configurações mínimas para uma videochamada e com velocidade de conexão compatível à demanda.

2. Examinador que fale de forma clara, objetiva, empática e adaptada ao nível intelectual do paciente.

3. O ortopedista deve conduzir o exame físico replicando em si mesmo o posicionamento, as palpações e movimentos que busca analisar no paciente, conforme se faça necessário, para o verdadeiro entendimento e replicação por este.

4. Após a anamnese e o exame físico geral, direcionar o atendimento para realização de exames específicos, embasados nas hipóteses diagnósticas levantadas.

Referências

5. Barros Filho TEP, Lech O. Exame Físico em Ortopedia. 3. ed. São Paulo: Sarvier; 2017.

6. Leite NM, Faloppa F. Propedêutica Ortopédica e Traumatológica. 1. ed. Porto Alegre: Artmed; 2013.

7. Van Nest DS, Ilyas AM, Rivlin M. Telemedicine Evaluation and Techniques in Hand Surgery. J Hand Surg Glob Online. 2020;2(4):240-245.

8. Laskowski ER, Johnson SE, Shelerud RA, Lee JA, Rabatin AE, Driscoll SW et al. The Telemedicine Musculoskeletal Examination. Mayo Clin Proc. 2020;95(8):1715-31.

9. Wainberg MC, Jurisson ML, Johnson SE, Brault JS. The Telemedicine Hand Examination. Am J Phys Med Rehabil. 2020;99(10):883.

10. Wolfe SW, Pederson WC, Kozin SH, Cohen MS. Green's Operative Hand Surgery. 8. ed. Elsevier, 2021.

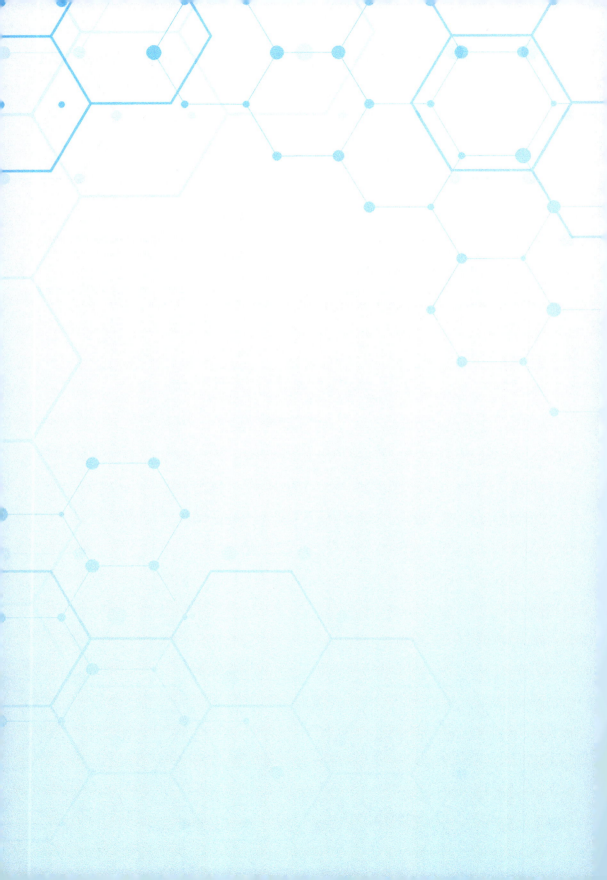

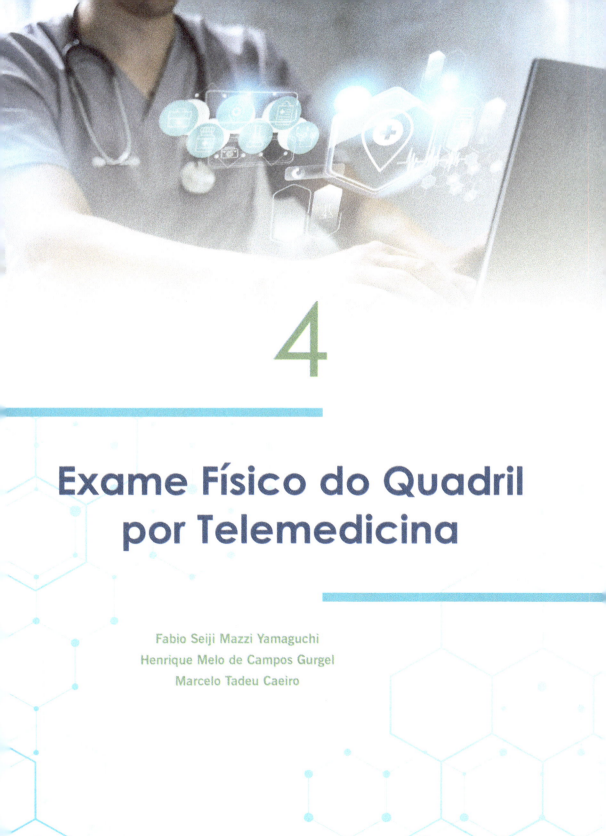

4

Exame Físico do Quadril por Telemedicina

Fabio Seiji Mazzi Yamaguchi
Henrique Melo de Campos Gurgel
Marcelo Tadeu Caeiro

Introdução

O exame físico do quadril engloba o exame do quadril, da coluna vertebral e das extremidades inferiores, assim como os sistemas gastrointestinal, geniturinário, vascular e neurológico.

A articulação do quadril possui uma anatomia complexa, sendo composta por diversos músculos, tendões e ligamentos. Antes de iniciar o exame físico, minuciosa avaliação da história do paciente (anamnese) deve ser realizada para avaliar aspectos importantes, como idade, início dos sintomas, ocorrência ou não de traumatismo (cuja ausência prediz doença degenerativa) e sua participação em esportes e/ou outras atividades que envolvam impacto e movimentos rotacionais do quadril.[1]

O exame físico do quadril exige uma padronização da abordagem, a fim de avaliar patologias das diferentes estruturas da articulação, como de origem osteocondral, capsulo-labral, musculotendíneo e neurovascular. Como citado, devemos também reconhecer e diferenciar sintomas relacionados com coluna vertebral, abdominal, geniturinário e queixas dos membros inferiores, que podem confundir como sendo de origem no quadril.

Uma história detalhada e o exame físico é uma importante ferramenta para diferenciar a dor no quadril de origem intra-articular e extra-articular. Como causas extra-articulares para a dor no quadril, podemos citar: ressalto interno e externo, síndrome da dor glútea profunda, doenças na articulação sacroilíaca, síndrome dos isquiotibiais, pubalgia, dores neuropáticas e, por fim, impacto ísquiofemoral.[2]

Na avaliação do quadril via teleconsulta, pode haver limitação em certos pontos, como palpação e sensibilidade do examinador, contudo, apresentaremos neste capítulo testes disponíveis que possam otimizar a qualidade e o resultado do exame físico virtual da articulação do quadril.

A inclusão de vídeos para instruir e demonstrar o exame físico da articulação do quadril pode auxiliar os pacientes. Muitos desses testes são fundamentados em manobras realizadas na consulta presencial, mas foram modificados para permitir a realização do teste pelo paciente.

Preparação para teleconsulta

O exame físico via teleconsulta necessita que a câmera seja posicionada de forma que possamos avaliar todo membro inferior. Para o exame do quadril, a câmera deve estar apoiada em uma superfície elevada e plana e, de preferência, não deve ficar na mão do paciente. A altura ideal da câmera é de cerca de 90 cm a 100 cm do solo (em uma cadeira, por exemplo) e o paciente a uma distância de cerca de 1,5 m a 2,0 m da câmera, para que seja possível a visualização de seus membros por inteiro (**Figura 4.1**).

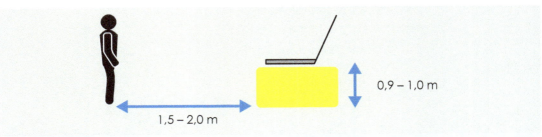

Figura 4.1 ■ Posicionamento ideal para avaliação do quadril por telemedicina.
Fonte: elaborada pela autoria.

O paciente deve disponibilizar de uma cadeira com altura de aproximadamente 45 cm, uma toalha de banho e um local espaçoso o suficiente para permitir uma pequena caminhada de no mínimo 3 metros. Idealmente, o local deve ser privado e silencioso, para que a conversa seja audível, e evitar que o paciente se distraia durante a consulta. Paciente deve utilizar roupas leves, *shorts* ou bermudas que possam ser levantadas para facilitar a visualização de todo membro inferior e visualização da cicatriz, caso a tenha, e evitar o uso de calças.[3]

Exame físico do quadril

O exame do quadril é composto por cinco etapas: inspeção estática, palpação, marcha, amplitude de movimento e testes provocativos.

Inspeção estática

Em posição ortostática e a uma distância de 1,5 m a 2,0 m da câmera, solicita-se ao paciente que permaneça parado nas posições de frente, de lado e de costas para câmera. Nessa etapa, serão observadas coloração dos membros inferiores, deformidades, cicatrizes, alteração de eixos e trofismo ao redor do quadril.

Palpação

Nos quadros dolorosos do quadril, a palpação é uma etapa importante do exame físico. Na teleconsulta, a palpação será realizada pelo próprio paciente, assim, na presença de um quadro álgico, solicita-se ao paciente que aponte o local da dor com apenas 1 dedo. Na suspeita de síndrome do grande trocânter, o paciente deverá deitar-se sobre o lado não acometido, solicitando que palpe a região trocantérica e identifique a região dolorosa.

Nos casos de dor intra-articular, o paciente não conseguirá identificar a dor com precisão, por conta do padrão difuso que irradia para a região inguinal. Nesses casos, a dor articular geralmente se manifesta na região anterior, irradiando para a virilha, apresentando-se como sinal do "C"[1,2] (**Figura 4.2**).

A palpação do paciente na região glútea sugere a síndrome da dor glútea profunda (síndrome do piriforme) ou acometimento da articulação sacroilíaca. A palpação na região interna da coxa ou na sínfise púbica pode sugerir pubalgia.

Marcha

Nessa etapa, será avaliado o padrão de marcha do paciente. A marcha deve ser avaliada no perfil, com paciente andando de um lado a outro. A seguir, o paciente deve caminhar de modo a se aproximar e, depois, afastar-se da câmera, de maneira que a face anterior e a face posterior do paciente sejam avaliadas.

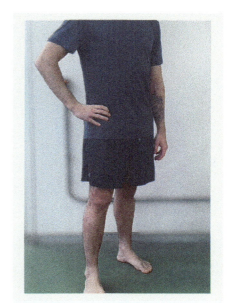

Figura 4.2 ■ Sinal do "C" presente na dor articular com irradiação para anterior.

Fonte: Acervo da autoria.

Amplitude movimento

Nessa etapa do exame físico, serão avaliados a amplitude de movimento na flexão, extensão, abdução, adução, rotação interna e rotação externa do quadril.

- **Flexão:** com paciente deitado na cama ou no sofá, e com o auxílio das mãos puxando o joelho, é solicitado ao paciente que realize flexão máxima do quadril até o limite que conseguir. Outra opção é realizar essa avaliação com o paciente sentado em uma cadeira, realizando os mesmos passos citados anteriormente e, de preferência, posicionado de lado para câmera (**Figuras 4.3** e **4.4**).[3-5]

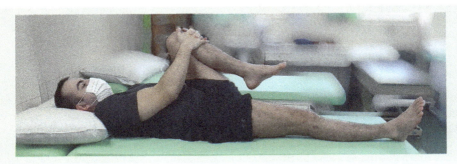

Figura 4.3 ■ Flexão do quadril com paciente deitado.

Fonte: Acervo da autoria.

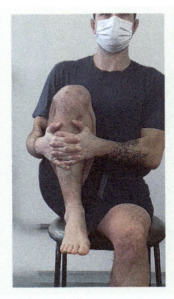

Figura 4.4 ■ Flexão do quadril com paciente sentado.

Fonte: Acervo da autoria.

- **Extensão:** com paciente deitado, solicita-se que fique na beira da cama ou do sofá e deixe cair o membro testado para fora do apoio. Outra opção seria com paciente em pé, na qual é solicitado que realize a extensão do quadril até o limite que conseguir. O paciente pode se apoiar em uma cadeira e, de preferência, que esteja de lado para câmera para melhor avaliação (**Figuras 4.5** e **4.6**).[5,6]

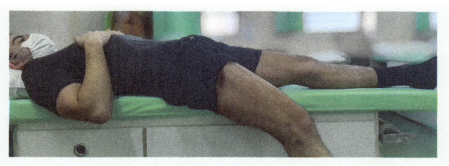

Figura 4.5 ■ Extensão do quadril com paciente deitado. Observe que o paciente deixa a perna cair para fora do leito.

Fonte: Acervo da autoria.

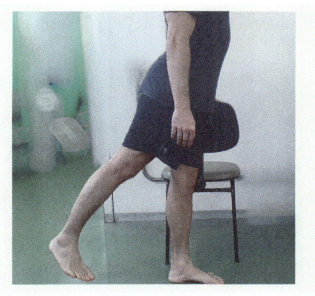

Figura 4.6 ■ Extensão do quadril em pé.

Fonte: Acervo da autoria.

- **Abdução e adução:** com o paciente deitado na cama ou no sofá, solicita-se que o paciente realize movimento de afastar as coxas uma da outra o máximo que conseguir e depois voltar cruzando as pernas o máximo que conseguir (**Figuras 4.7** e **4.8**). Outra opção é, sentado em uma cadeira, o paciente realizar os mesmos passos, de preferência posicionado de frente para câmera.[5,7]

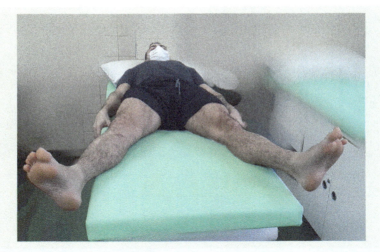

Figuras 4.7 ■ Realização da abdução deitado.
Fonte: Acervo da autoria.

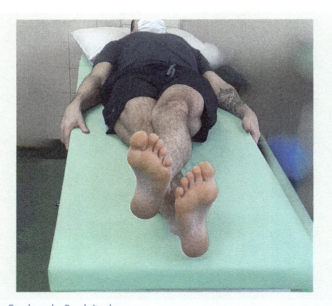

Figura 4.8 ■ Realização da adução deitado.
Fonte: Acervo da autoria.

- **Rotação interna e externa:** para avaliação de rotação interna e externa do quadril, o paciente deve permanecer sentado, sendo orientado a envolver com uma toalha de banho o pé do membro a ser testado e segurar as pontas da toalha com as mãos (**Figura 4.9**).[5,7,8]

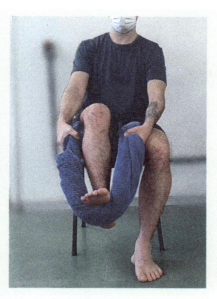

Figura 4.9 ■ Observe que o paciente envolve o pé com a toalha.
Fonte: Acervo da autoria.

Para realizar a rotação interna do quadril, o paciente é orientado a tracionar a ponta da toalha do lado externo do pé, de modo a realizar eversão do pé e rotação do membro (Figura 4.10). Para realizar a rotação externa do quadril, o paciente deve tracionar a toalha no sentido interno do pé, a fim de realizar inversão do pé e rotação do membro (**Figura 4.11**). Todas as manobras devem ser realizadas respeitando o limite do paciente e não devem causar desconforto.[8]

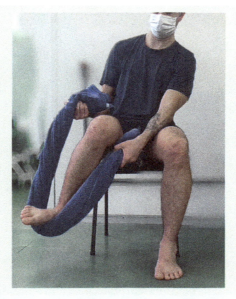

Figura 4.10 ■ Paciente realiza rotação interna do quadril com o auxílio da toalha.
Fonte: Acervo da autoria.

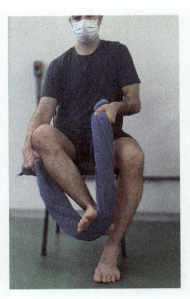

Figura 4.11 ■ Paciente realiza rotação externa do quadril com o auxílio da toalha.

Fonte: Acervo da autoria.

TESTES PROVOCATIVOS

- **FABERE ou teste de Patrick:** é o teste no qual se realiza flexão, abdução e rotação externa do quadril. Na teleconsulta, o paciente deve estar em decúbito dorsal horizontal. Solicita-se que forme um 4 com membro a ser avaliado, colocando o tornozelo do membro testado sobre a coxa do membro contralateral. Nesse teste, caso a dor seja referida na porção anterior do quadril, a manobra pode indicar irritação da cápsula anterior ou impacto súperolateral. Contudo, se a dor for na articulação sacroilíaca contralateral, isso pode corresponder a sacroileíte (**Figura 4.12**).[8,9]

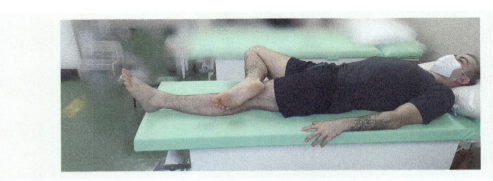

Figura 4.12 ■ FABERE.

Fonte: Acervo da autoria.

- **FADIR:** é o teste no qual se realiza flexão, adução e rotação interna do quadril. É realizado na investigação de impacto femoroacetabular. Na avaliação remota, há duas maneiras de se realizar o FADIR:

Paciente em decúbito dorsal, realiza flexão do quadril e, com o auxílio das mãos, empurra o joelho no sentido do quadril oposto (**Figura 4.13**).[7-9]

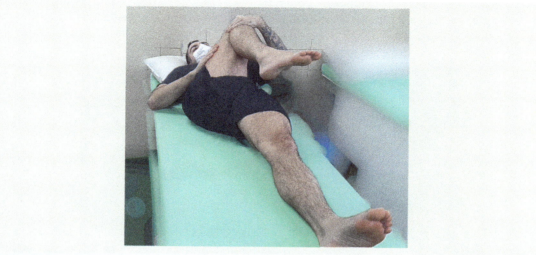

Figura 4.13 ■ FADIR deitado, realiza flexão do quadril e, com o auxílio das mãos, empurra o joelho no sentido do quadril oposto.

Fonte: Acervo da autoria.

Com paciente sentado, realiza abertura das pernas em uma distância semelhante à distância entre os ombros e, gradualmente, aproxima os joelhos um do outro (**Figura 4.14**).

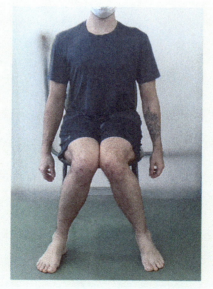

Figura 4.14 ■ FADIR sentado. Paciente é orientado a abduzir o quadril na mesma distância dos ombros e depois realizar rotação interna, encostando um joelho no outro.

Fonte: Acervo da autoria.

- **Teste de Thomas:** é realizado para avaliar encurtamento da musculatura dos isquiotibiais e contratura em flexão do quadril. Com paciente em decúbito dorsal, é solicitado que realize flexão máxima do quadril com o auxílio das mãos, então é observado se há algum grau de flexão do quadril e do joelho do membro oposto em relação à superfície da cama. Para melhor avaliação, o paciente deve estar posicionado de lado em relação à câmera (**Figura 4.15**).[7-9]

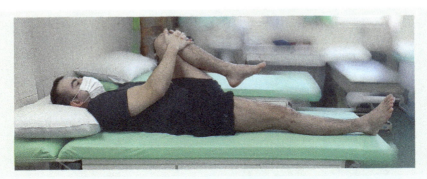

Figura 4.15 ■ Teste de Thomas: observe o ângulo formado entre a face posterior do joelho e a cama.
Fonte: Acervo da autoria.

- ***Long Stride Walking* teste:** esse teste foi descrito por Gomez-Hoyos *et al.* e é utilizado para avaliar impacto ísquio-femoral. Paciente com impacto ísquio-femoral apresenta dor na região posterior do quadril quando realizadas extensão e adução, com alívio da dor com extensão e abdução. Na teleconsulta, o paciente é orientado a andar realizando passos largos, de modo que um quadril realiza flexão e o contralateral, hiperextensão. O teste é positivo quando há dor na região posterior do quadril na extensão terminal (**Figura 4.16**).[10]

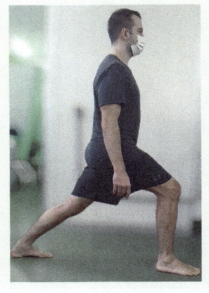

Figura 4.16 ■ *Long stride walking.*
Fonte: Acervo da autoria.

- **Straight leg raise teste:** com paciente deitado na cama ou sofá, é solicitado que o paciente realize o movimento de flexão do quadril com o joelho em extensão completa. O próprio paciente pode aplicar uma resistência contra o movimento com as mãos (**Figuras 4.17** e **4.18**).[8,9]

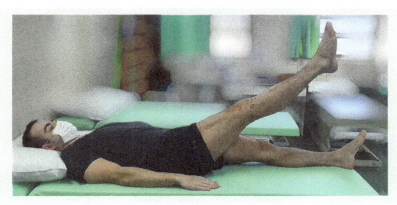

Figura 4.17 ■ *Straight leg raise* sem resistência.
Fonte: Acervo da autoria.

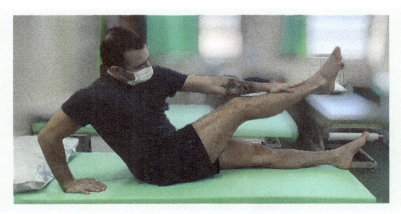

Figura 4.18 ■ *Straight leg raise* com resistência provocada pelo próprio paciente.
Fonte: Acervo da autoria.

- **Teste de Trendelenburg:** o paciente se posiciona voltado de costas para câmera e é orientado a ficar apoiado em apenas uma perna. Será positivo se a pelve se inclinar para o lado da perna não apoiada e negativo se a pelve se mantiver estável. Teste positivo indica fraqueza da musculatura abdutora do quadril do lado da perna apoiada durante o teste (**Figura 4.19**).[1,2,9]

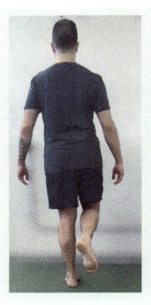

Figura 4.19 ■ Teste de Trendelemburg.
Fonte: Acervo da autoria.

Conclusão

A articulação do quadril é uma das articulações mais complexas do corpo humano e possui diversas manobras clínicas. Estudos recentes demonstram que é possível realizar tais manobra por teleconsulta sem prejuízo na interpretação dos resultados. Para tanto, salientamos a importância do adequado posicionamento da câmera e preparo do local da teleconsulta, além das vestimentas corretas. O paciente também deve ser orientado em respeitar seus limites durantes as manobras, a fim de evitar qualquer lesão. Se a anamnese ou a palpação indicar uma dor de outra origem, como na coluna vertebral, neuropática, trato gastrointestinal ou trato geniturinário, deve ser realizada a avaliação adequada e direcionada para estas outras possíveis causas.

Pontos-chave

1. Exame físico da articulação do quadril.
2. Limitação do exame físico via teleconsulta.
3. Acurácia do exame físico do quadril via teleconsulta.

Referências

1. Nikolaou V, Bergeron SG, Huk OL, Zukor DJ, Antoniou J. Evaluation of persistent pain after hip resurfacing. Bull NYU Hosp Jt Dis. 2009;67(2):168-72.

2. Rahman LA, Adie S, Naylor JM, Mittal R, So S, Harris IA. A systematic review of the diagnostic performance of orthopedic physical examination tests of the hip. BMC Musculoskelet Disord. 2013;14:257.

3. Tanaka MJ, Oh LS, Martin SD, Berkson EM. Telemedicine in the Era of COVID-19: the virtual orthopaedic examination. J Bone Joint Surg Am. 2020;102(12):e57.

4. Martin HD, Kelly BT, Leunig M, Philippon MJ, Clohisy JC, Martin RL et al. The pattern and technique in the clinical evaluation of the adult hip: the common physical examination tests of hip specialists. Arthroscopy. 2010;26(2):161-72.

5. Laskowski ER, Johnson SE, Shelerud RA, Lee JA, Rabatin AE, Driscoll SW et al. The telemedicine musculoskeletal examination. Mayo Clin Proc. 2020;95(8):1715-31.

6. Bedard NA, Elkins JM, Brown TS. Effect of COVID-19 on hip and knee arthroplasty surgical volume in the United States. J Arthroplasty. 2020;35(7S):S45-8.

7. Swensen Buza S, Lawton CD, Lamplot JD, Pinnamaneni S, Rodeo SA, Dines JS et al. The hip physical examination for telemedicine encounters. HSS J. 2021;17(1):75-9.

8. Owusu-Akyaw KA, Hutyra CA, Evanson RJ, Cook CE, Reiman M, Mather RC. Concurrent validity of a patient self-administered examination and a clinical examination for femoroacetabular impingement syndrome. BMJ Open Sport Exerc Med. 2019;5:e000574.

9. Jaenisch M, Kohlhof H, Touet A, Kehrer M, Cucchi D, Burger C et al. Evaluation of the feasibility of a telemedical examination of the hip and pelvis – early lessons from the COVID-19 Pandemic. Z Orthop Unfall. 2021;159(1):39-46.

10. Gomez-Hoyos J, Martin RL, Schroder R, Palmer IJ, Martin HD. Accuracy of 2 clinical tests for ischiofemoral impingement in patients with posterior hip pain and endoscopically confirmed diagnosis. Arthroscopy. 2016;32:1279-84.

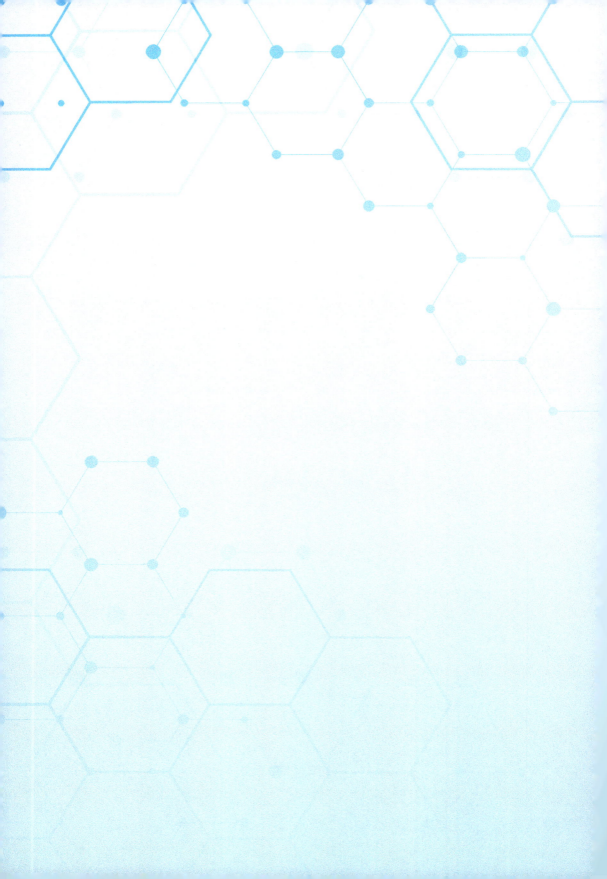

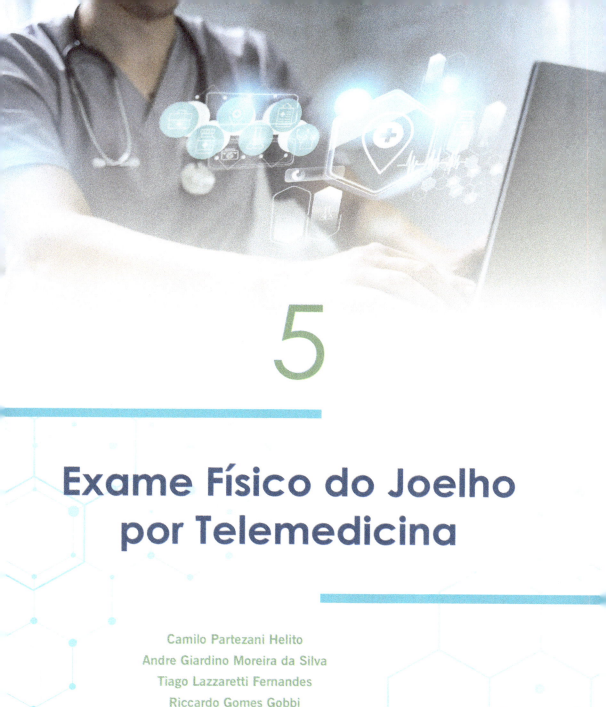

5

Exame Físico do Joelho por Telemedicina

Camilo Partezani Helito
Andre Giardino Moreira da Silva
Tiago Lazzaretti Fernandes
Riccardo Gomes Gobbi

Introdução

O exame físico do joelho por telemedicina pode ser dividido em exame físico geral, que usualmente é realizado em todos os pacientes, e em testes especiais, dirigidos a determinadas patologias. O exame geral envolve a inspeção estática e dinâmica, incluindo avaliação da marcha, palpação e avaliação neurovascular. Os testes especiais devem ser selecionados e realizados de acordo com a queixa do paciente e os achados do exame físico geral.[1,2]

As manobras clássicas do exame físico do joelho foram adaptadas para que pudessem ser realizadas remotamente. Alguns testes tiveram a sua avaliação pouco prejudicada pelo método remoto, como a mensuração da amplitude de movimento, enquanto outros apresentaram mais limitações, como é o caso dos testes ligamentares.

Considerações sobre o paciente

- O paciente deve usar *shorts* acima da altura do joelho, de forma que exponha adequadamente a articulação do joelho e as pernas.[1-4]
- O paciente deve estar descalço no momento do exame.
- Idealmente, o paciente deve estar em um local amplo o suficiente para que possa ser filmado andando com visão de corpo inteiro, aproximando-se e afastando-se da câmera.[4]

Considerações sobre o ambiente

- O ambiente da teleconsulta deve incluir:
- Iluminação adequada, com uma fonte de luz ao lado ou atrás da câmera e com luz de fundo mínima.[5,6]
- Uma câmera (de computador, *tablet* ou *smartphone*) posicionada na altura do joelho do paciente, a aproximadamente 0,9 m a 1,8 m de distância (**Figura 5.1**), e que possa ser manuseada pelo paciente ou um acompanhante para filmar alguma área de interesse.
- O local deve ser silencioso e com mínimo ruído de fundo.
- Para o exame do joelho, é necessária uma cadeira de altura aproximada a dos joelhos do paciente, um sofá ou uma cama em que ele possa se deitar e, idealmente, espaço adequado para análise da marcha, que é normalmente definido como o suficiente para 5 a 8 passos (3 m a 4,5 m).[6]

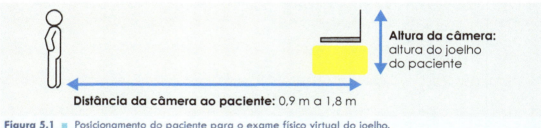

Figura 5.1 Posicionamento do paciente para o exame físico virtual do joelho.

Fonte: elaborada pela autoria.

Exame físico geral do joelho

O exame físico geral do joelho engloba a inspeção estática e dinâmica, incluindo avaliação da marcha, palpação e avaliação neurológica e vascular.

Inspeção estática

A inspeção dos membros inferiores deve avaliar alinhamento, trofismo muscular, presença de deformidades, incisões, cicatrizes, lesões cutâneas, edema, equimose ou eritema.

Para a avaliação do alinhamento e presença de deformidades, a câmera deve filmar os membros inferiores por completo. O paciente deve ser visto pela frente e por trás para que seja avaliado o alinhamento coronal (geno varo ou valgo) e de ambos os lados para que seja avaliado o alinhamento sagital (presença de recurvato ou deformidade em flexo do joelho)[4] (**Figura 5.2**). Em seguida, o paciente deve aproximar-se da câmera para uma avaliação mais detalhada e focada nos joelhos. De forma semelhante, o paciente deve ser solicitado para que mostre ambos os joelhos em visão anterior, lateral, medial e posterior. Nessa etapa, o ortopedista avalia trofismo muscular, incisões, cicatrizes, lesões cutâneas, edema, equimose ou eritema.

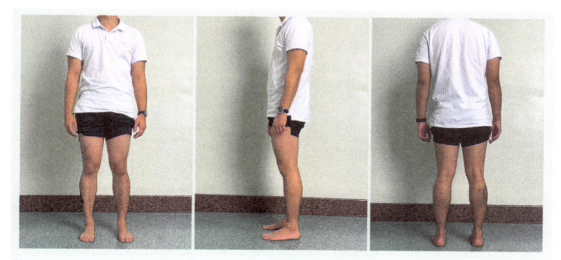

Figura 5.2 ■ Avaliação do alinhamento dos membros em visão anterior, lateral e posterior.
Fonte: Acervo da autoria.

Inspeção dinâmica

A seguir, com uma visão completa dos membros inferiores, é realizado o agachamento com apoio bipodálico (o paciente pode segurar em um anteparo para apoio, caso necessário) (**Figura 5.3**) e, caso o paciente seja capaz, o agachamento com apoio monopodálico[4] (Figura 5.4). Deve ser avaliado o controle muscular do membro inferior durante o agachamento, incluindo a presença de valgo dinâmico, com colapso em rotação interna indicativo de desequilíbrio neuromuscular ou uma lesão no quadril que pode contribuir para a dor no joelho.

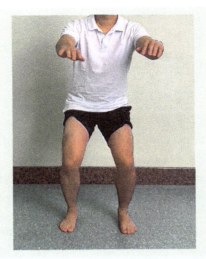

Figura 5.3 ■ Agachamento bipodálico.
Fonte: Acervo da autoria.

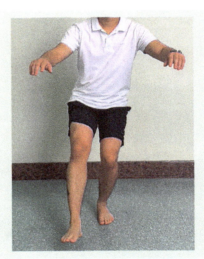

Figura 5.4 ■ Agachamento monopodálico.
Fonte: Acervo da autoria.

Para a avaliação da marcha, o paciente deve estar em local com espaço suficiente para que possa dar alguns passos se distanciando da câmera e, em seguida, dar meia volta e andar em direção à câmera. Dessa forma, é possível avaliar a presença de alterações na marcha, como claudicação, flambagem lateral ou medial, marcha antálgica, marcha em Trendelenburg etc. O uso de auxílio para a marcha também deve ser registrado (bengala, muletas, andador).[1]

Em seguida, é realizada a avaliação da amplitude de movimento, solicitando que o paciente se deite em uma cama, sofá ou mesmo no chão, de modo que a câmera tenha uma visão lateral do joelho a ser avaliado. O paciente deve forçar a extensão máxima (colocando um coxim sob o calcanhar, se necessário) e, logo após, a flexão máxima (podendo utilizar uma toalha ou pano para ajudar a puxar a perna em direção ao quadril na posição supina) (**Figura 5.5**). Ambos os joelhos devem ser avaliados para que possam ser comparados.

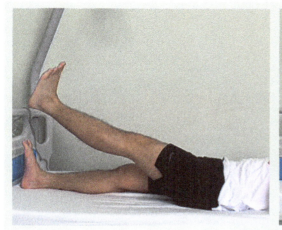 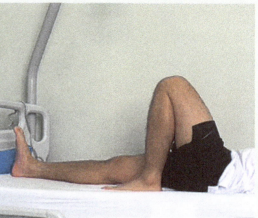

Figura 5.5 ■ Avaliação da amplitude de movimento do joelho, com extensão e flexão máximas.
Fonte: Acervo da autoria.

O uso de um goniômetro virtual pode auxiliar na avaliação do alinhamento do membro e da amplitude de movimento.[5,6] As opções de goniômetros virtuais são diversas e variam de ferramentas embutidas em sistemas de teleconferência, extensões do navegador de internet, como o Protractor (por Ben Burlingham) para o Google Chrome, e aplicativos para *smartphones*, como o GetMyROM (Interactive Medical Productions, LLC) ou o Dr. Goniometer (CDM S.r.L).[5]

Palpação

Nesse momento, o paciente deve ser solicitado a identificar a localização da área de maior dor, apontando para essa região com um único dedo.[1,5] Caso o examinador julgue necessária uma avaliação pormenorizada, pode ser enviado material de apoio ao paciente para que ele possa realizar a palpação de todo o joelho de forma sistemática, indicando ao ortopedista outros possíveis pontos dolorosos. Sugerimos a divisão do joelho em zonas para facilitar o entendimento e a execução do exame pelo paciente. A patela, por ser uma estrutura de fácil identificação na região anterior do joelho, é a primeira região anatômica que deverá ser localizada e servirá como referência para as demais zonas ao seu redor (**Figura 5.6**). Definimos as seguintes zonas a serem palpadas:

- Patela;
- Femoral medial;
- Anterior superior;
- Femoral lateral;
- Tibial lateral/fibular;
- Anterior inferior;
- Tibial medial;
- Posterior.

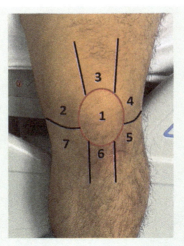

Figura 5.6 ■ Divisão do joelho em zonas numeradas para guiar o paciente na identificação de pontos dolorosos durante a palpação.

Fonte: Acervo da autoria.

Após avaliar todas as áreas citadas, o paciente deverá informar quais são os números das zonas nas quais sentiu dor durante a palpação, e o avaliador interpretará quais são as possíveis estruturas acometidas.

Para avaliar a presença de derrame articular do joelho, os testes de palpação para avaliação do *bulge sign* ou do sinal da tecla podem ser utilizados. Por serem testes mais complexos para serem descritos verbalmente, é também recomendável o envio de um material educacional em vídeo para o paciente antes da teleconsulta. Para avaliar o *bulge sign*, o paciente deve estar com o joelho em extensão, apoiado sobre a maca de exame, e deve realizar uma pressão na região suprapatelar com uma das mãos, deslocando o líquido articular dessa região. Mantendo a pressão na região suprapatelar, é realizada uma pressão com a outra mão na região medial do joelho, ordenhando o líquido articular dessa região. A seguir, realiza-se uma pressão na região lateral do joelho enquanto se observa a região medial. A presença de derrame articular levará a um súbito abaulamento na região medial quando o examinador exercer pressão na região lateral, denotando um *bulge sign* positivo. Para a avaliação do sinal da tecla, o paciente deve estar com o joelho estendido na maca de exame e o quadríceps relaxado. Com uma das mãos, deve-se aplicar uma pressão na região suprapatelar, empurrando o líquido articular para baixo da patela, fazendo-a perder contato com o fêmur. Em seguida, com os dedos da outra mão, aplica-se uma leve pressão na patela e o examinador sentirá a colisão da patela contra o fêmur (sinal da tecla positivo) (**Figura 5.7**). O *bulge sign* geralmente está presente em derrames menores, enquanto o sinal da tecla depende de um volume maior de derrame articular para ocorrer. A comparação visual simples com o lado contralateral também pode ser realizada.[6]

Avaliação da força muscular

O teste de força de extensão do joelho pode ser realizado contra a gravidade ou com uso de objetos domésticos comuns com pesos conhecidos. Alternativamente, a escala tradicional de força muscular, graduada de 0 a 5, pode ser estimada:

- **0:** incapacidade completa do paciente de ativar os músculos extensores.
- **I:** ativação muscular que não gera movimento.

- **II:** extensão com auxílio do membro inferior contralateral.
- **III:** extensão contra a gravidade, mas não vence resistência do membro contralateral.
- **IV ou V:** extensão contra resistência do membro inferior contralateral.

A diferenciação entre os graus IV e V é difícil de ser realizada por telemedicina, porque envolve uma avaliação subjetiva do grau de resistência aplicada.[6]

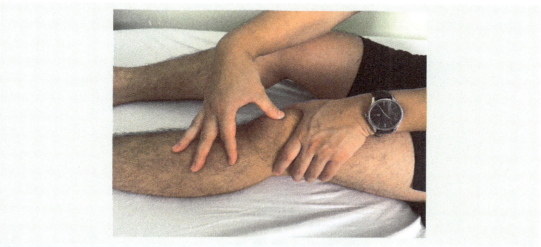

Figura 5.7 ■ Avaliação do derrame articular pelo sinal da tecla.

Fonte: Acervo da autoria.

Avaliação da sensibilidade

A avaliação da sensibilidade autoadministrada diminui a confiabilidade em razão da falta de cegamento do paciente[6]. Entretanto, o paciente pode ser questionado se existe nos membros inferiores alguma área de dormência, queimação, formigamento ou perda de sensibilidade. Caso positivo, ele deve apontar a região em que ocorre, para que o ortopedista possa relacionar com o provável nervo acometido.[1]

Avaliação vascular

O paciente deverá palpar as extremidades e avaliar se há alguma diferença de temperatura entre os membros. Em seguida, com a câmera filmando de perto as extremidades e com foco adequado, o paciente deverá realizar a digitopressão nas pontas dos dedos dos pés e soltar rapidamente, de modo que o examinador possa avaliar o tempo de enchimento capilar.[1]

TESTES ESPECIAIS

Os testes especiais podem ser subdivididos em testes ligamentares, testes meniscais e testes para a articulação patelofemoral. A seguir, são listados os testes que os autores acreditam que sejam factíveis durante a avaliação remota.

Testes ligamentares

Instabilidade anterior

Lever test modificado

O *lever test* ou teste da alavanca foi descrito com o paciente em posição supina na mesa de exame, com o examinador ao lado. O examinador posiciona o punho fechado sob o terço proximal da perna e, com a outra mão, empurra contra a mesa de exame o terço distal da coxa, fazendo o membro do paciente agir como uma alavanca sobre o ponto de apoio no punho do examinador. O teste é negativo para lesão do ligamento cruzado anterior se houver elevação do calcanhar da mesa de exame, e é positivo para lesão se o calcanhar do paciente permanecer apoiado na mesa.

Para facilitar a avaliação por telemedicina, sem que haja a necessidade de um examinador remoto, foi descrito o *lever test* modificado (**Figura 5.8**). Nesse teste, é colocado um objeto para agir como ponto de apoio da alavanca, substituindo o punho do examinador, como uma lata de alimento, e o próprio paciente aplica a força para baixo na região distal da coxa.[1] Esse teste é o mais adequado para a avaliação do ligamento cruzado anterior por telemedicina, porque sua positividade depende de um achado visual e não de determinação subjetiva, como nos testes de Lachman e da gaveta anterior.

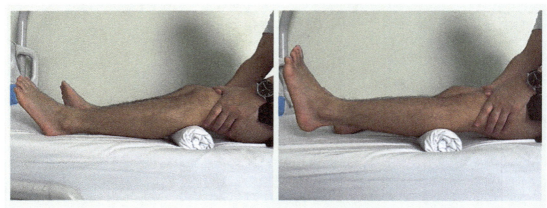

Figura 5.8 ■ Execução do *lever test* modificado, mostrando a elevação do calcanhar do paciente da cama, denotando um teste negativo para lesão do ligamento cruzado anterior.

Fonte: Acervo da autoria.

Instabilidade posterior

Posterior *sag test*

O teste é realizado com o paciente deitado, com a câmera filmando seu joelho em perfil, com o quadril fletido em 45°, o joelho fletido em 90° e os pés apoiados sobre a superfície, com o quadríceps completamente relaxado (**Figura 5.9**). Se houver lesão do ligamento cruzado posterior, a tíbia se desloca posteriormente, criando um degrau junto ao planalto tibial subluxado.[1,2,4]

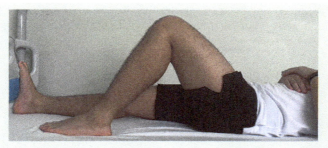

Figura 5.9 ■ Posterior *sag test*.
Fonte: Acervo da autoria.

Quadríceps active test

Partindo da posição do posterior *sag test*, com o quadril fletido em 45°, o joelho fletido em 90°, os pés apoiados sobre a superfície e a tíbia subluxada posteriormente, o paciente é solicitado a realizar uma contração isométrica do quadríceps, mantendo o pé apoiado sobre a superfície. Com a câmera filmando lateralmente o joelho, será possível visualizar a redução do planalto tibial que estava subluxado para posterior.[1]

Instabilidade medial e lateral

Stress em varo e valgo

Os testes de *stress* em varo e *stress* em valgo foram descritos de diversas formas na literatura. Trata-se de manobras de difícil interpretação e mensuração pelo método remoto, com provável baixa acurácia. Podem ser realizados com o paciente deitado ou sentado, aplicando força em varo ou valgo com o membro inferior contralateral ou um objeto estacionário (como a perna de uma mesa ou cadeira) agindo como poste (**Figura 5.10**). O joelho deve ser filmado de frente, e deve ser avaliada a presença de dor ou abertura da interlinha articular.[4]

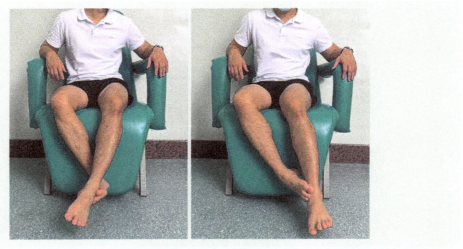

Figura 5.10 ■ *Stress* em varo (a esquerda) e *stress* em valgo (a direita) realizado com o membro inferior contralateral.

Fonte: Acervo da autoria.

O teste também foi descrito com o paciente sentado em uma cadeira com o pé do membro a ser avaliado fixo no chão e o joelho com flexão de 20° a 30°, sendo aplicada com a mão uma força varizante na face medial do joelho e, em seguida, uma força valgizante na face lateral do joelho, ocorrendo dor ou abertura da interlinha articular correspondente[3] (**Figura 5.11**).

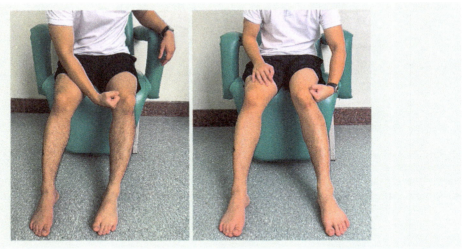

Figura 5.11 ■ *Stress* em varo (à esquerda) e *stress* em valgo (à direita) com o membro inferior apoiado no solo e aplicação de força nas faces medial e lateral do joelho, respectivamente.

Fonte: Acervo da autoria.

Outra forma de realizar o *stress* em varo é solicitar que o paciente faça a posição da figura do 4, apoiando o tornozelo do membro a ser avaliado sobre o joelho contralateral[4] (**Figura 5.12**). Se houver dor no compartimento lateral durante a manobra, é provável que haja lesão ligamentar lateral.

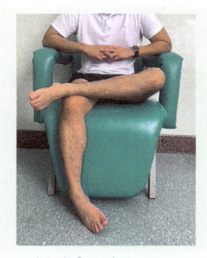

Figura 5.12 ■ *Stress* em varo com a posição da figura do 4.

Fonte: Acervo da autoria.

Além disso, a presença de deformidades aumentadas em varo ou valgo durante as manobras de apoio monopodálico podem significar lesões ligamentares laterais ou mediais, respectivamente.[6]

Testes meniscais

Thessaly test

O teste é feito em apoio monopodálico, com carga sobre o joelho a ser avaliado em 5° e em 20° de flexão, com movimentos de rotação interna e externa sobre o joelho três vezes[1-6] (**Figura 5.13**). Ambos os joelhos devem ser avaliados. O paciente pode apoiar as mãos em uma mesa, cadeira ou na parede para se equilibrar. Se houver dor, estalido ou sensação de falseio do joelho, o teste é considerado positivo.

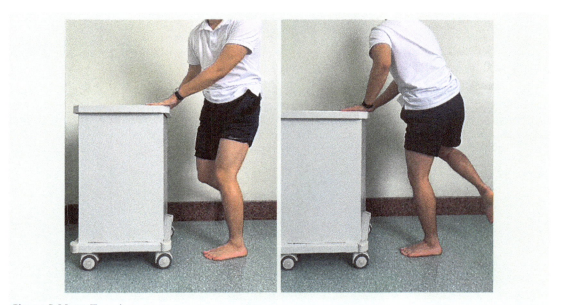

Figura 5.13 ■ *Thessaly test.*
Fonte: Acervo da autoria.

Bounce test

O paciente é solicitado a colocar, sob o calcanhar do membro a ser avaliado, um apoio que permita o deslizamento do calcanhar, como uma lata de alimento ou um rolo de papel toalha ou de tecido, por exemplo. Na posição supina, o paciente deve realizar leve flexão do joelho e, em seguida, relaxar a musculatura flexora permitindo que o joelho estenda passivamente, repetindo esse movimento rapidamente algumas vezes (**Figura 5.14**). O teste é positivo para lesão meniscal se houver dor na interlinha articular.[1]

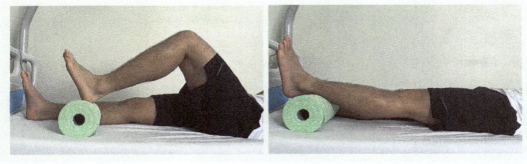

Figura 5.14 ■ *Bounce test.*
Fonte: Acervo da autoria.

Apley grind

Se houver um examinador remoto, como um familiar que esteja presente durante a teleconsulta, o teste de Apley pode ser realizado.

O paciente deita-se em posição prona e o examinador flete seu joelho a 90° de modo que seu pé fique apontando para cima. O examinador usará a base da mão para realizar uma carga axial no membro, empurrando o calcanhar do paciente enquanto roda o pé no sentido horário e anti-horário (**Figura 5.15**). Se houver dor durante a manobra, o teste é positivo para lesão meniscal.[1]

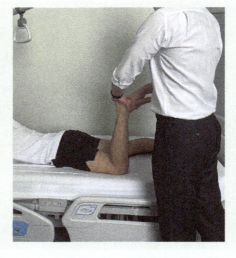

Figura 5.15 ■ Teste de Apley.
Fonte: Acervo da autoria.

Avaliação da articulação patelofemoral

Crepitação

A avaliação é feita com o paciente sentado e o joelho fletido em 90°, apoiando uma das mãos sobre a face anterior do joelho. Então, ele deve fletir e estender o joelho repetidas vezes, enquanto avalia a sensação tátil de crepitação com a mão que está apoiada na articulação (**Figura 5.16**). O exame pode ser sensibilizado com um membro da família opondo resistência ao movimento, que pode aumentar a crepitação.[1]

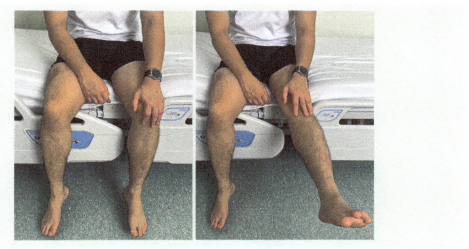

Figura 5.16 ■ Flexo-extensão com a mão sobre a face anterior do joelho para avaliar a presença de crepitação.

Fonte: Acervo da autoria.

Sinal do J

O paciente deve estar sentado, com o joelho fletido em 90° e o membro pendente, e com a câmera filmando o joelho de cima. O paciente deve realizar lentamente a extensão ativa do joelho, enquanto o examinador avalia o *tracking* patelar e a presença de subluxação lateral durante a extensão, o chamado sinal do J[1,5] (**Figura 5.17**).

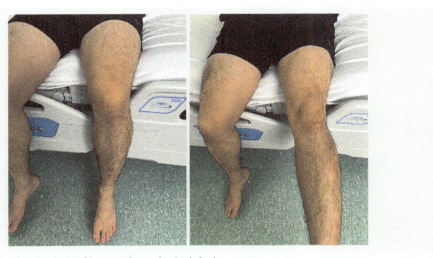

Figura 5.17 ■ Avaliação do *tracking* patelar e do sinal do J.

Fonte: Acervo da autoria.

Teste da apreensão

O teste da apreensão foi modificado para ser realizado inteiramente pelo paciente durante a consulta virtual. O paciente deve estar sentado, com os calcanhares cruzados com o membro a ser avaliado por cima, o joelho fletido cerca de 20° a 30° e o quadríceps relaxado. Com ambos os polegares, o paciente deve realizar movimento de empurrar a patela no sentido de medial para lateral (**Figura 5.18**). O teste é positivo para instabilidade patelofemoral se houver dor ou apreensão.[1]

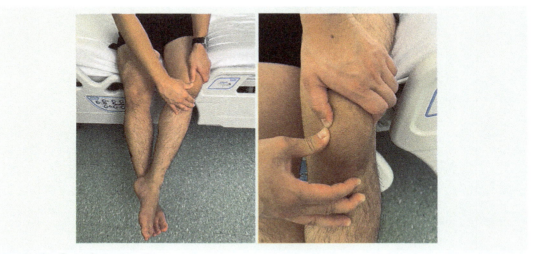

Figura 5.18 – Teste da apreensão.
Fonte: Acervo da autoria.

Escore de Beighton

As manobras que compõem o escore de Beighton (hiperextensão ativa do joelho, hiperextensão ativa do cotovelo, aposição do polegar ao antebraço, hiperextensão passiva do dedo mínimo e flexão lombar) podem ser realizadas pelo paciente para avaliar hipermobilidade articular generalizada[1] (**Figura 5.19**).

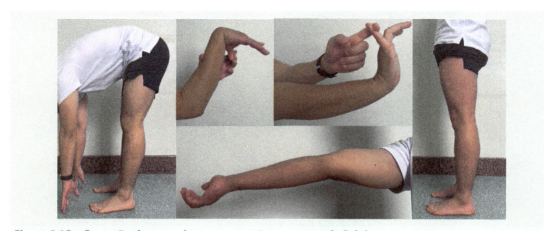

Figura 5.19 – Execução das manobras que compõem o escore de Beighton.
Fonte: Acervo da autoria.

Conclusão

O exame físico presencial continua sendo, sem dúvida, a modalidade mais confiável e com maior acurácia para avaliação das patologias do joelho. Consideramos insubstituível a capacidade de um ortopedista experiente em realizar as manobras de exame físico para um diagnóstico adequado, como na determinação da instabilidade ligamentar, por exemplo. O exame físico virtual, além do fato de ter uma menor variedade de manobras semiológicas disponíveis, depende de uma execução apropriada dos testes pelo paciente e da filmagem adequada para uma interpretação correta dos achados. No entanto, com o preparo e as orientações pertinentes antes da consulta, reconhecemos que muitos aspectos do exame físico do joelho podem ser realizados com eficiência por meio de uma plataforma de telemedicina. Os métodos de avaliação descritos neste capítulo, com pequenas modificações em manobras clássicas para que pudessem ser realizadas pelo próprio paciente, podem fornecer dados úteis e direcionar para uma conduta clínica remota mais precisa. O plano terapêutico, entretanto, deve ser formulado apenas quando os achados do exame físico virtual estiverem de acordo com a história relatada pelo paciente e os achados dos exames de imagem. Quando houverem achados conflitantes ou indicação cirúrgica provável, a avaliação presencial será indispensável antes da tomada de decisão clínica.

Pontos-chave

1. O exame físico do joelho por telemedicina pode ser dividido em exame físico geral e testes especiais.

2. O exame físico geral compreende a inspeção estática e dinâmica, incluindo a avaliação da marcha, a palpação e a avaliação neurovascular.

3. Os testes especiais são específicos para determinadas patologias, e devem ser selecionados e realizados de acordo com a queixa do paciente e os achados do exame físico geral.

4. Os testes especiais são subdivididos entre instabilidade ligamentar, lesões meniscais e avaliação da articulação patelofemoral.

5. O exame físico virtual do joelho, embora possua limitações, pode ser uma ferramenta útil e auxiliar a guiar a conduta do ortopedista nos atendimentos por telemedicina.

6. A indicação de tratamento por meio da teleconsulta deve ser realizada apenas quando houver concordância entre história clínica, exame físico virtual e achados dos exames de imagem pertinentes.

7. Em casos de discordância dos achados, dúvida diagnóstica ou necessidade de indicação cirúrgica, a avaliação presencial é indispensável.

Referências

1. Lamplot JD, Pinnamaneni S, Swensen-Buza S, Lawton CD, Dines JS, Nawabi DH et al. The Virtual Shoulder and Knee Physical Examination. Orthop J Sports Med. 2020;8(10):2325967120962869.

2. Lamplot JD, Pinnamaneni S, Swensen-Buza S, Lawton CD, Dines JS, Nawabi DH et al. The Knee Examination for Video Telemedicine Encounters. HSS J. 2021 Feb;17(1):80-4.

3. Wahezi SE, Duarte RA, Yerra S, Thomas MA, Pujar B, Sehgal N et al. Telemedicine During COVID-19 and Beyond: A Practical Guide and Best Practices Multidisciplinary Approach for the Orthopedic and Neurologic Pain Physical Examination. Pain Physician. 2020;23(4S):S205-S238.

4. Laskowski ER, Johnson SE, Shelerud RA, Lee JA, Rabatin AE, Driscoll SW et al. The Telemedicine Musculoskeletal Examination. Mayo Clin Proc. 2020;95(8):1715-31.

5. Tanaka MJ, Oh LS, Martin SD, Berkson EM. Telemedicine in the Era of COVID-19: The Virtual Orthopaedic Examination. J Bone Joint Surg Am. 2020;102(12):e57.

6. Emara AK, Zhai KL, Rothfusz CA, Minkara AA, Genin J, Horton S et al. Virtual Orthopaedic Examination of the Lower Extremity: The Know-How of an Emerging Skill. JBJS Rev. 2021;9(9).

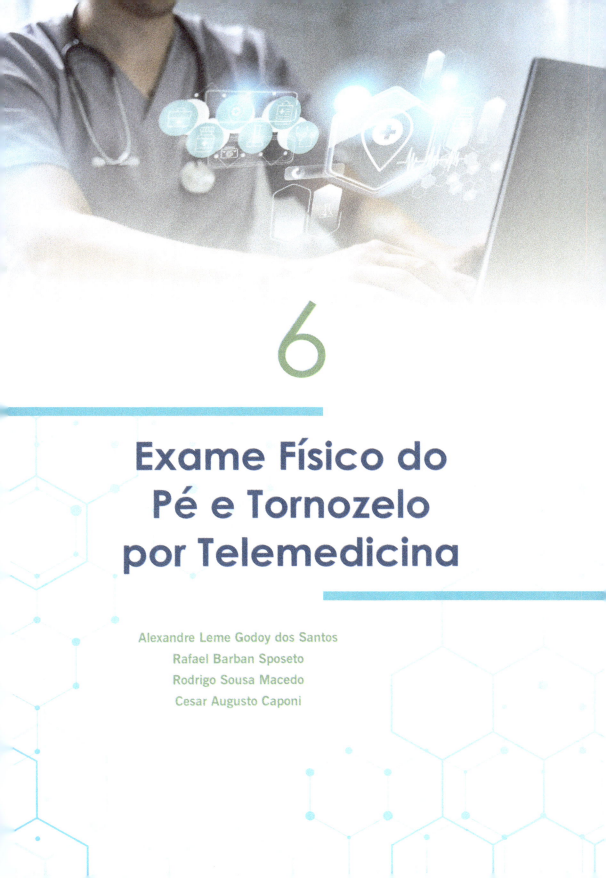

6

Exame Físico do Pé e Tornozelo por Telemedicina

Alexandre Leme Godoy dos Santos
Rafael Barban Sposeto
Rodrigo Sousa Macedo
Cesar Augusto Caponi

Introdução

Os estudos específicos de telemedicina na área de tornozelo e pé são ainda restritos e, por meio desse capítulo, buscamos facilitar a execução do exame físico de maneira compreensível e prática na área do conhecimento tornozelo e pé.

Uma história clínica integral continua sendo o principal pilar para uma boa consulta e, junto a um exame físico completo, seja presencial ou por telemedicina, auxilia na formulação de hipóteses diagnósticas precisas e melhor indicação dos exames complementares para exclusão ou confirmação diagnóstica.

Nossos objetivos são contribuir para o desenvolvimento de soluções de saúde digital que aumentem a eficiência e a qualidade no atendimento e acompanhamento dos pacientes, facilitando o acesso à saúde,[1-4] reduzindo custos de deslocamento e mantendo a satisfação do paciente e do médico assistente, para que, no futuro, essa ferramenta possa ser implantada em toda a rede do Sistema Único de Saúde (SUS) do Brasil expandindo o acesso à saúde.[5]

Preparo para consulta via saúde digital – pré-consulta

1. **Especialista em cirurgia do tornozelo e pé** deve preencher formulários de pré-consulta detalhando a queixa principal da última consulta, história de doença atual, histórico médico e cirúrgico, alergias, medicamentos, história social e uma revisão breve do prontuário institucional. Altura e peso também devem ser fornecidos.

2. **Pacientes da subespecialidade tornozelo e pé** devem vestir roupa adequada, com base nas orientações fornecidas abaixo. Câmera e áudio devidamente configurados, incluindo o posicionamento inicial e como fazer os preparativos para o reposicionamento durante o exame (**Quadro 6.1**).

3. A configuração da câmera, incluindo vídeo e áudio, deve ser testada antes de iniciar o atendimento, pois a distância necessária e o ângulo da câmera variam de acordo com o dispositivo. O paciente deve começar a visita sentado com os olhos no nível da câmera. Durante a consulta, eles serão solicitados a mover e reposicionar a câmera conforme orientação do médico durante o exame físico (**Figura 6.1**).

A rede de internet deve ser estável e com velocidade adequada para que a consulta ocorra sem interrupções.

Quadro 6.1 ■ Orientações do paciente para roupa adequada e instruções para configurar a câmera

Dispositivos recomendados: um *laptop* ou *tablet* portátil é preferível para uso durante a consulta, pois é estável e a câmera pode ser facilmente inclinada conforme necessário. Um *smartphone* também pode ser usado, embora possa ser difícil de posicionar corretamente, a menos que um membro da família ou amigo esteja disponível para segurar o aparelho nas posições solicitadas

Roupas do paciente: usar roupas leves, como *shorts* ou bermudas, para facilitar a visualização desde os dedos dos pés até o terço médio da coxa; tanto os tornozelos quanto os joelhos devem estar expostos. Use shorts de ginástica que terminem pelo menos 7 cm acima do joelho. Sem meias e sem calçados

Espaço para exame: procure um lugar silencioso e iluminado, com dimensão de ao menos 9 m² de espaço aberto para permitir que você se movimente para a análise da marcha

Iluminação: a área mais clara da sala deve estar atrás da câmera, não voltada para ela

(Continua)

Quadro 6.1 ■ Orientações do paciente para roupa adequada e instruções para configurar a câmera

Posição do paciente: comece sentado e com a câmera na altura dos olhos (Figura 6.1A). Durante o exame físico, você será solicitado mudar de posição e reposicionar a sua câmera e conforme descrito a seguir, com base na parte do corpo que está sendo examinada

Reposicionamento da câmera (quando instruído a fazê-lo durante o exame):

Em pé: a câmera deve ser colocada na altura da canela com os joelhos e os pés visíveis no vídeo. Você precisará de 3 m de espaço para andar (Figura 6.1A). A câmera também deve ser móvel para dar uma visão da região dos pés (Figura 6.1B, 6.1C, 6.1D e 6.1E)

Sentado: sentado em um banco ou cadeira alta com os pés não tocando o chão (pendentes). A câmera deve ser colocada em uma mesa na altura da canela com os joelhos e pés visíveis no vídeo

Deitado: deitado no chão, realizará movimentos conforme orientação do médico assistente, de forma independente ou com ajuda de um familiar.
Testar o posicionamento e as imagens da câmera antes da consulta. A distância necessária e o ângulo da posição da câmera variarão com o tipo de dispositivo

Fonte: elaborada pela autoria.

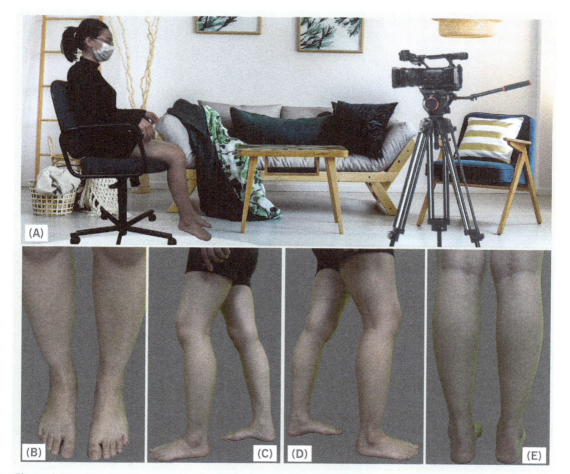

Figura 6.1 ■ Preparação para consulta. (A) Paciente sentado e com câmera na altura dos olhos, com espaço adequado para caminhar. (B) Visão anterior. (C) Visão lateral de pé esquerdo e medial de pé direito. (D) Visão medial de pé esquerdo e lateral de pé direito. (E) Visão posterior.

Fonte: Acervo da autoria.

Informações clínicas iniciais

- Queixa atual e tempo de duração;
- Histórico de tratamentos prévios;
- Demanda funcional e atividade esportiva;
- Comorbidades.

Exame físico geral

Inspeção

Exame inicial dos membros inferiores direito e esquerdo. Deve-se avaliar o alinhamento de todo o membro inferior, trofismo, deformidades, incisões, cicatrizes, lesões cutâneas, edema, equimoses e hiperemia.[6]

Esse exame deve incluir pés, tornozelos, joelhos e bacia com carga (posição ortostática), e, na posição sentado, com a câmera posicionada de frente, lateral, medial e posterior do pé e tornozelo.

A visão plantar do pé também deve ser examinada para avaliação de alinhamento, lesões cutâneas, edema, equimoses e hiperemia.

É particularmente importante ter uma boa iluminação para a realização de uma adequada inspeção no exame físico.

Na posição ortostática, observa-se o posicionamento do retropé (neutro, valgo ou varo) e o alinhamento do antepé e mediopé (neutro, abduto e aduto) e suas relações com o arco plantar (pés planos e pés cavos). Com o paciente sentado, o pé normal sem carga assume uma posição de discreta inversão e equinismo (**Figura 6.2**).

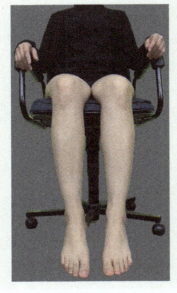

Figura 6.2 ▪ Equinismo e inversão do pé ao sentar-se.

Fonte: Acervo da autoria.

Durante a avaliação da face plantar, com o indivíduo na posição sentada, faz-se a verificação de calosidades, úlceras e macerações de pele. Calosidades são um indicativo de sobrecarga mecânica em uma região e podem ocorrer tanto na face plantar quanto na face dorsal, secundárias a atrito. A presença de úlceras sugere a presença de pés insensíveis e podem ocorrer profundamente a calosidades (úlceras ocultas). Elas aumentam o risco de infecção, que pode progredir rapidamente para sepse, principalmente no contexto de imunocomprometimento, como nos pacientes com pés diabéticos.

As macerações de pele são comuns principalmente nos interdígitos e podem estar associadas a *Tinea pedis*, uma dermatofitose secundária a umidade.

A alteração do aspecto e coloração das unhas pode indicar lesão fúngica (amareladas e com ranhuras profundas); já a unha em "vidro de relógio", sobretudo quando associada à alteração de pilificação, permite hipótese de alteração na qualidade do sistema vascular dos membros.[7]

Palpação

O paciente deve ser instruído a apontar com a ponta do dedo indicador a área de maior desconforto ou dor (**Figura 6.3**). No geral, as estruturas do pé e tornozelo são superficiais e o indicativo de dor pelo paciente auxilia na identificação de estruturas que podem estar acometidas e/ou sua causa.[8] A **Tabela 6.1** exemplifica a região apontada pelo paciente com a possível causa.

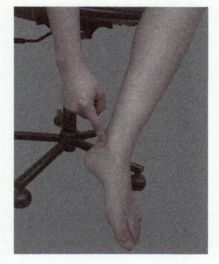

Figura 6.3 ■ Paciente indicando região de dor.
Fonte: Acervo da autoria.

Tabela 6.1 ■ Exemplos de local de dor e estruturas possivelmente acometidas

Local	Estrutura acometida ou causa
Tornozelo anterior	Impacto anterior, artrose do tornozelo
Perimaleolar medial	Coalizão tarsal, artrose subtalar, síndrome do seio do tarso, lesão de deltoide/mola, impacto medial
Perimaleolar lateral	Tendinite dos tendões fibulares, fratura por estresse, lesão dos ligamentos talofibular anterior, talofibular posterior ou fibulocalcâneo

(Continua)

Tabela 6.1 ■ Exemplos de local de dor e estruturas possivelmente acometidas (*Continuação*)

Tornozelo posteromedial	Tendinite de tendão tibial posterior ou flexor longo do hálux, síndrome do túnel do tarso
Tornozelo posterior	Tendinopatia do tendão calcâneo, impacto posterior
Tornozelo posterolateral	Tendinopatia dos tendões fibulares
Tornozelo lateral	Lesão do complexo ligamentar lateral, impacto lateral, síndrome do seio do tarso, artrose subtalar
Calcanhar	Fasciite plantar, atrofia do coxim plantar, compressão do nervo de Baxter, ruptura da fáscia plantar
Mediopé	Artrose por sequela de fratura-luxação de Lisfranc, fraturas por estresse
Antepé	Metatarsalgia, neuroma de Norton, fraturas por estresse, doença de Freiberg, sinovite das metatarsofalângicas, alterações ungueais
Hálux	Hálux valgo, *hallux rigidus*, sesamoidite, fratura do sesamoide
2° a 4° artelhos	Dedo em garra, dedo em martelo, dedo em taco de golfe
5° artelho	Bunionete

Fonte: Desenvolvida pela autoria.

Arco de movimento articular

É solicitado ao paciente que realize os máximos de movimentação permitida na articulação a ser avaliada, tanto de maneira passiva quanto ativa, e que seja informada a presença de dor. Por conta da impossibilidade de uso do goniômetro durante o exame físico, torna-se imperativa a avaliação com o membro contralateral para comparação.

As movimentações das articulações do tornozelo (flexão plantar e dorsiflexão), complexo subtalar (eversão e inversão), metatarsofalângicas (flexão plantar e dorsiflexão) e interfalângicas (flexão plantar e dorsiflexão) são estimadas e anotadas comparativamente. A amplitude média de arco de movimento de cada articulação encontra-se na **Tabela 6.2**.

Tabela 6.2 ■ Arco de movimento médio por articulação do pé e tornozelo[7]

Articulação	Arco de movimento
Tornozelo	25° de dorsiflexão a 45° de flexão plantar
Complexo subtalar	20° de inversão a 10° de eversão
Metatarsofalângica	80° de dorsiflexão a 30° de flexão plantar
Interfalângica	10° de dorsiflexão a 45° de flexão plantar

Fonte: Desenvolvida pela autoria.

Avalia-se a contratura do gastrocnêmio com o paciente sentado, joelhos em extensão máxima e tornozelo em dorsiflexão total; o resultado é comparado com a dorsiflexão máxima do tornozelo com o joelho a 90°.[6]

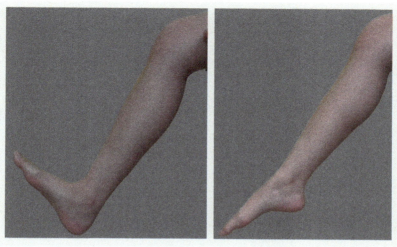

Figuras 6.4 e 6.5 ■ Dorsiflexão e flexão plantar do tornozelo, respectivamente.
Fonte: Acervo da autoria.

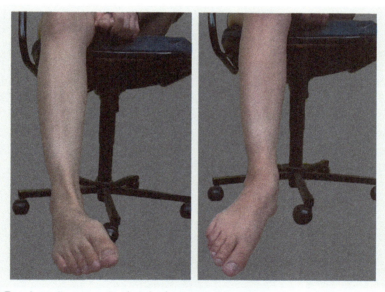

Figuras 6.6 e 6.7 ■ Inversão e eversão da subtalar, respectivamente.
Fonte: Acervo da autoria.

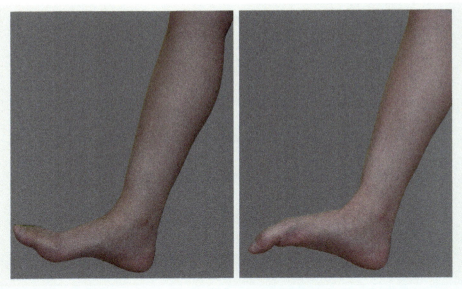

Figuras 6.8 e 6.9 ■ Dorsiflexão e flexão plantar de metatarsofalângicas de hálux, respectivamente.
Fonte: Acervo da autoria.

Neurovascular

Apesar do médico assistente não conseguir palpar pulsos nessa situação, solicita-se ao paciente que informe sobre diferenças de temperatura e perfusão entre os membros por meio de perguntas simples, como "você sente a mesma temperatura de ambos os lados?" e "a cor de seus dedos é igual entre eles?".

Para a avaliação sensitiva, o paciente aponta a área em que tem queixa de alterações de sensibilidade (formigamento, queimação, choque, anestesia) e compara com o outro lado. A Tabela 6.3 indica os principais nervos do tornozelo e pé e sua área de sensibilidade.

Tabela 6.3 ■ Principais nervos e área de sensibilidade

Nervo	Área de sensibilidade
Safeno	Parte medial do tornozelo e arco plantar longitudinal
Tibial	Parte medial do calcanhar e maior parte da parte plantar do pé
Fibular profundo	1º espaço interdigital
Fibular superficial	Dorso do pé e região medial do hálux
Sural	Região lateral do tornozelo e do pé

Fonte: Desenvolvida pela autoria.

Marcha

Para a avaliação da marcha, a câmera deverá ser posicionada de frente e lateralmente ao paciente, em momentos distintos.

Com a câmera lateralmente, avaliamos as fases de apoio (60%) e de balanço (40%) da marcha, a amplitude do passo e a presença de rigidez ou flexibilidade excessiva do joelho.

Durante a fase de apoio em uma marcha normal são visualizados o apoio do calcanhar (15%), aplanamento do pé (15%), acomodação intermediária (25%), desprendimento do calcanhar (25%) e desprendimento dos dedos (5%).[7] Durante a fase de balanço normal, são visualizadas a aceleração, oscilação intermediária e desaceleração. As alterações das fases da marcha podem ter causas múltiplas e mistas como doenças neuromusculares, artroses, doenças dos tendões, doenças neurológicas etc. A avaliação da marcha deve ser realizada de modo global e não apenas focada em um único segmento afetado.

Com a câmera posicionada de frente para o paciente, além das fases da marcha, avaliamos o eixo da marcha e o ângulo da passada (ou ângulo de Fick).

O eixo da marcha é um eixo imaginário ao qual os passos mantêm-se paralelos durante a marcha normal.[7] Quando há quebra desse paralelismo ou esse eixo não é retilíneo, deve-se pesquisar distúrbios neurológicos.

O ângulo da passada normal é de 10° de rotação externa em relação ao eixo da marcha.[7] Na torção tibial interna e na anteversão aumentada do colo femoral, ocorre diminuição desse ângulo ou rotação interna em relação ao eixo da marcha. No caso de rotação externa excessiva do ângulo de passada, ela pode ocorrer tanto pela retroversão do colo femoral como por uma torção tibial lateral.

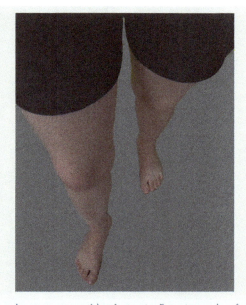

Figura 6.10 ■ Ângulo de passada, em que se evidencia a rotação externa do pé em relação ao eixo de marcha.

Fonte: Acervo da autoria.

Testes especiais

Após a realização do exame físico geral, o médico assistente consegue identificar as principais regiões acometidas e, com isso, direcionar o exame físico para testes específicos para melhor avaliação de uma hipótese diagnóstica.

Alguns testes só podem ser realizados com precisão por um médico assistente treinado de forma presencial, mas muito pode ser feito de forma remota.

Testes para pé plano ou para deformidade progressiva colapsante do pé

Flexão plantar dos dois pés contra o solo – com a câmera posicionada de posterior para anterior.

Com esse teste, avaliam-se os tendões tibial posterior e calcâneo, a mobilidade da articulação subtalar e a capacidade neuromuscular.[7]

A câmera é posicionada posteriormente ao paciente, abrangendo desde os joelhos aos pés e, se necessário, o paciente pode utilizar o apoio de uma parede com as mãos para se equilibrar.

Solicita-se ao paciente que, do apoio bipodálico, apoie-se sobre as cabeças dos metatarsos. No teste normal, ocorre varização do retropé; no alterado, em razão de alterações em qualquer uma das estruturas citadas, o retropé não variza ou o paciente não consegue elevar o calcanhar do solo.

Uma maneira de sensibilização do teste é repetir a manobra em apoio monopodálico, com o joelho contralateral fletido a 90°; repete-se o teste com o membro contralateral. Deve-se ter cuidado principalmente em pacientes com déficits de equilíbrio por conta de riscos de queda.

Um teste negativo denota capacidade do indivíduo de não apenas integridade e funcionalidade do tendão calcâneo e tibial posterior e seus músculos, como também capacidade de inversão do retropé com a articulação subtalar livre.

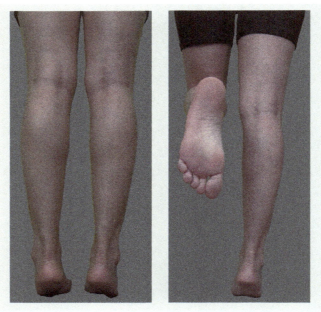

Figuras 6.11 e 6.12 ■ Varização do retropé no teste para pé plano; sensibilização do teste para pé plano. .
Fonte: Acervo da autoria.

- **Jack teste:** com a câmera posicionada de medial para lateral, a extensão passiva do hálux é realizada pelo paciente para tensionamento do tendão flexor longo do hálux, fáscia plantar e mobilização da subtalar; no teste positivo, há elevação do arco plantar medial do pé.

Avaliação da deformidade em abdução do antepé

- **Sinal do "too many toes":** com a câmera posicionada posteriormente ao paciente, observa-se a quantidade de artelhos que aparecem lateralmente. Nos indivíduos normais, apenas um pododáctilo é visível; naqueles com abdução aumentada do antepé (p. ex., na deformidade colapsante progressiva do pé), são visualizados dois ou mais artelhos.

Pé cavovaro

- **Teste dos bloco de Coleman:** com a câmera posicionada de posterior para anterior, o teste pode ser realizado pedindo ao paciente para colocar uma pilha de revistas sob o calcanhar na borda lateral do pé.[6] O grau de correção da deformidade com a pilha colocada sob o calcanhar pode ser avaliada.

Hallux rigidus

O teste da amplitude de movimento articular pode ser realizado com a câmera posicionada de medial para lateral, embora esteja sujeito às mesmas limitações mencionadas anteriormente para os testes especiais. O paciente deve ser instruído a realizar o movimento de dorsiflexão e flexão plantar ativamente e passivamente relatando qualquer sensação de dor, estalido bem como assimetria de mobilidade em relação ao lado contralateral.

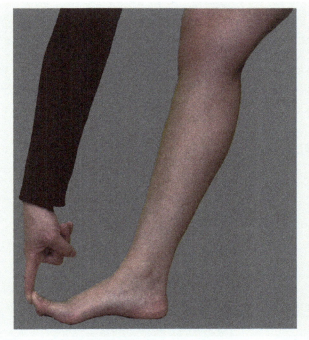

Figura 6.13 ■ Teste passivo de dorsiflexão de hálux.

Fonte: Acervo da autoria.

Ruptura do tendão calcâneo

- **Teste de Matles:** para avaliar a tensão em repouso. O paciente se posiciona em decúbito ventral com o joelho fletido a 90°, comparando a posição dos pés do paciente. Se o tendão do calcâneo estiver íntegro, ocorre flexão plantar do tornozelo de 20° a 30°. Se houver ruptura do tendão do calcâneo, o pé perde a posição de flexão plantar em relação ao tornozelo para uma posição neutra.

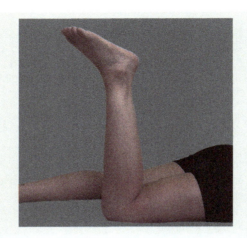

Figura 6.14 ■ Teste de Matles.
Fonte: Acervo da autoria.

O teste de Thompson pode ser realizado com a ajuda de um familiar. O paciente se posiciona em decúbito ventral com o joelho fletido a 90°, a câmera deve ser posicionada de modo que a perna afetada esteja visível. O familiar deve apertar suavemente o meio da panturrilha e o médico assistente observa a flexão plantar do tornozelo, igual à perna oposta (denotando um teste negativo ou normal) (**Figura 6.15**).

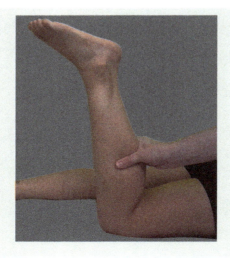

Figura 6.15 ■ Teste de Thompson.
Fonte: Acervo da autoria.

Teste para lesão da articulação tibiofibular distal

- **Teste de Pillings:** com o paciente sentado, joelhos estendidos e tornozelos apoiados em uma cadeira, solicita-se ao paciente que realize uma compressão da tíbia contra a fíbula na metade da panturrilha. Ocorre encurvamento da fíbula na região do tornozelo por conta de sua elasticidade, levando à tensão na sindesmose tibiofibular distal. No caso de lesão, o paciente queixa-se de dor na região anterolateral do tornozelo (**Figura 6.16**).

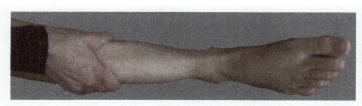

Figura 6.16 – Teste de Pillings.
Fonte: Acervo da autoria.

Conclusão

O exame físico claro e bem estruturado, por meio da telemedicina, avalia com fidelidade as principais estruturas e patologias que acometem os pés e tornozelos. Sua realização apresenta resultados satisfatórios[3] tanto para pacientes quanto para médicos assistentes, sendo parte essencial da propedêutica completa.

Pontos-chave

1. Viabilidade da telemedicina na área de pé e tornozelo.
2. Materiais e local para teleconsulta.
3. Inspeção.
4. Locais de palpação.
5. Arcos de movimento.
6. Exame neurovascular.
7. Exame de marcha.
8. Exame físico específico.

Referências

1. Sinha N, Cornell M, Wheatley B, Munley N, Seeley M. Looking Through a Different Lens: Patient Satisfaction with Telemedicine in Delivering Pediatric Fracture Care. J Am Acad Orthop Surg Glob Res Rev. 2019;3(9):e100.
2. Agha Z, Schapira RM, Laud PW, McNutt G, Roter DL. Patient satisfaction with physician-patient communication during telemedicine. Telemed J E Health. 2009;15(9):830-9.
3. Manz WJ, Goel R, Fakunle OP, Labib SA, Bariteau JT. Feasibility of Rapid Development and Deployment of a Telemedicine Program in a Foot and Ankle Orthopedic Practice. Foot Ankle Int. 2021;42(3):320-8.

4. Labib SA, Goel R, Manz W, Bariteau J. Telemedicine Foot and Ankle Visits in the COVID-19 Era. Foot Ankle Orthop. 2021;6(1):2473011421994068.

5. Koonin LM, Hoots B, Tsang CA, Leroy Z, Farris K, Jolly T et al. Trends in the Use of Telehealth During the Emergence of the COVID-19 Pandemic – United States, January-March 2020. MMWR Morb Mortal Wkly Rep. 2020;69(43):1595-9.

6. Eble SK, Hansen OB, Ellis SJ, Drakos MC. The Virtual Foot and Ankle Physical Examination. Foot Ankle Int. 2020;41(8):1017-26.

7. Barros Filho TEP, Lech O, Cristante AF. Exame Físico em Ortopedia. 3. ed. São Paulo: Sarvier; 2017. Capítulo 13, Tornozelo e Pé; p. 327-61.

8. Alazzawi S, Sukeik M, King D, Vemulapalli K. Foot and ankle history and clinical examination: A guide to everyday practice. World J Orthop. 2017;8(1):21-9.

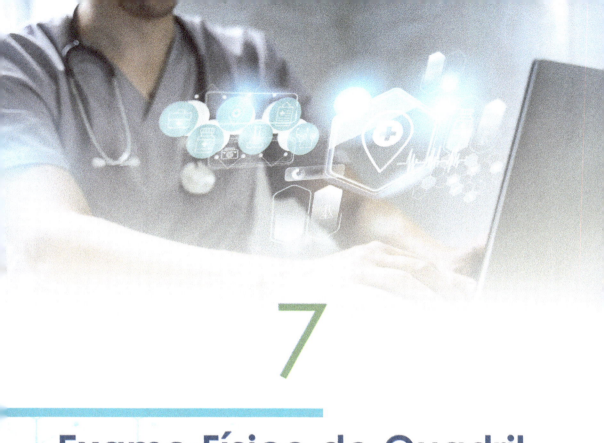

7

Exame Físico do Quadril Pediátrico e Desenvolvimento Postural dos Membros Inferiores na Criança por Telemedicina

Daniele Sávio da Costa
Patrícia Moreno Grangeiro
Roberto Guarniero
Nei Botter Montenegro
Bruno Sérgio Ferreira Massa

Quadril pediátrico

O quadril de crianças e adolescentes pode ser afetado por diversas doenças ortopédicas, manifestando-se por uma série de sinais e sintomas, específicos ou inespecíficos. Uma anamnese bem direcionada leva o examinador a confirmar uma hipótese diagnóstica com o exame físico. O diagnóstico precoce das condições que afetam o quadril infantil, possibilita o tratamento no momento oportuno, evitando-se sequelas.[1,2]

Inspeção estática

Baseia-se na observação com o paciente em ortostase de frente, sob iluminação adequada. Avalia-se o nivelamento da pelve (**Figura 7.1**), que pode indicar discrepância de comprimento dos membros ou afecções da coluna vertebral, como escoliose. Pode-se notar simetria no trofismo muscular, cicatrizes e alterações torcionais e de eixo dos membros inferiores. No perfil, é realizada a avaliação da extensão do joelho, identificando se existe um déficit de extensão ou *recurvatum* (**Figura 7.2**).[3,4]

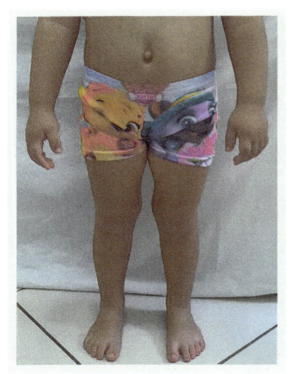

Figura 7.1 – Paciente em ortostase de frente.
Fonte: Acervo da autoria.

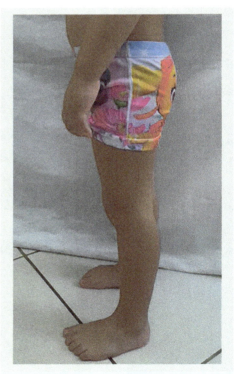

Figura 7.2 – Paciente em ortostase de perfil.
Fonte: Acervo da autoria.

Com o paciente em posição supina, verifica-se presença de hiperlordose por meio da avaliação do alinhamento das espinhas ilíacas anterossuperior e posterossuperior, que pode indicar contratura em flexão da musculatura do quadril.

Inspeção dinâmica

Realiza-se a análise da marcha, que envolve a observação do paciente em movimento, identificando-se sinais de dor ou claudicação, contraturas musculares e simetria do movimento, que pode evidenciar desvios rotacionais não identificados na inspeção estática, além de insuficiência de grupamentos musculares, como a falência do glúteo médio, ocasionando o sinal de Trendelemburg quando o tronco do paciente se inclina para o lado em que a musculatura se encontra deficiente.[3,4]

Testes para amplitude de movimento

Flexão e extensão do quadril

O exame para a avaliação da flexão do quadril é realizado em decúbito dorsal lateralmente à câmera, quando se solicita que o paciente ou o adulto responsável presente na consulta leve o joelho em direção ao tórax, graduando possíveis contraturas musculares e limitações ao movimento completo. O exame deve ser realizado de forma a se comparar os lados. Mede-se o ângulo formado entre a coxa e o tórax (**Figura 7.3**).

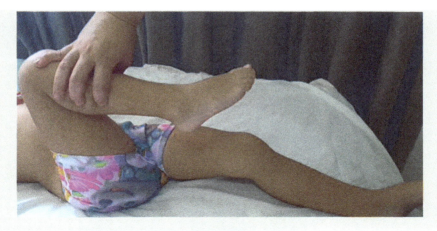

Figura 7.3 – Paciente em decúbito dorsal com o quadril fletido.
Fonte: Acervo da autoria.

Verifica-se se existe déficit de extensão por meio do teste de Thomas, em que o paciente deve fazer a flexão de joelho e quadril em direção ao tórax e permanecer com o membro contralateral em extensão e o ângulo formado entre a coxa; a superfície na qual ele está deitado ou o solo evidencia a perda de extensão do quadril. Outro teste capaz de identificar a contratura em flexão pode ser realizado com o paciente em decúbito ventral e extensão do membro, conhecido como teste de Staheli (**Figura 7.4**).[3,4]

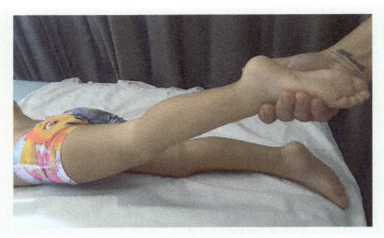

Figura 7.4 – Paciente em decúbito ventral com o quadril estendido.
Fonte: Acervo da autoria.

Rotação medial e lateral

De maneira prática, o exame de rotação medial e lateral do quadril é realizado com o paciente em decúbito ventral e flexão dos joelhos a 90°, possibilitando identificar restrições da mobilidade.

A rotação medial é realizada quando se afasta a perna da linha média e mede-se o ângulo formado entre o eixo longo da coxa com a tíbia (Figura 7.5). De modo semelhante, a rotação lateral é medida quando se aproxima a perna da linha média (Figura 7.6)[2]

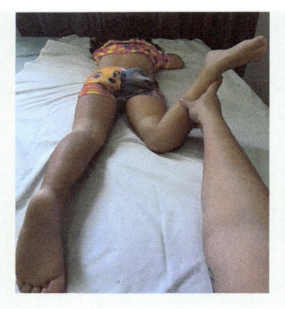

Figura 7.5 – Medida do ângulo de rotação interna do quadril.
Fonte: Acervo da autoria.

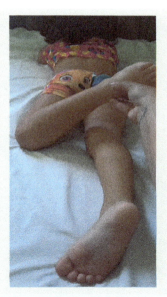

Figura 7.6 – Medida do ângulo de rotação externa do quadril.
Fonte: Acervo da autoria.

Abdução e adução dos quadris

Com estabilização da pelve de maneira a se evitar desnivelamento, realiza-se a abdução e adução do membro inferior identificando restrições que podem ser resultado de irritação dos quadris, como também contraturas ou espasticidade muscular (Figura 7.7).[3]

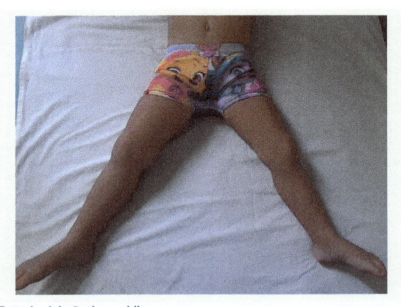

Figura 7.7 – Teste de abdução do quadril.
Fonte: Acervo da autoria.

Força muscular

Com o paciente sentado em cadeira alta com as pernas dobradas e suspensas, solicita-se que faça flexão do quadril contra resistência oferecida pelo adulto responsável presente na consulta (pode ser realizada com a palma da mão ou com os dedos), de modo comparativo com o lado contralateral, identificando assim fraqueza muscular e assimetria de força entre os membros (Figura 7.8).[3]

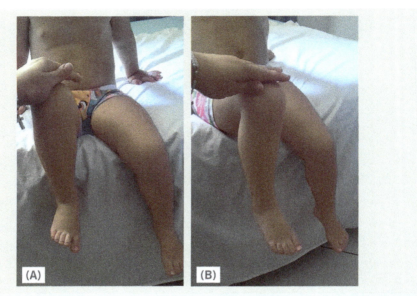

Figura 7.8 – Teste de força muscular. (A) Contra resistência oferecida com a palma da mão (à esquerda). (B) Contra resistência oferecida com os dedos (à direita).

Fonte: Acervo da autoria.

Para avaliação da força muscular do quadríceps femoral, solicita-se que seja realizada a extensão da perna contra resistência.

Realiza-se também a avaliação da força de flexão plantar, quando o paciente realiza marcha na ponta dos pés e, de forma semelhante, a força em flexão dorsal quando realiza a marcha nos calcanhares.

Algumas limitações estão relacionadas à consulta por vídeo, como palpação, testes de estabilidade, entre outros. O exame físico ortopédico virtual, quando bem conduzido, possibilita elucidar hipóteses diagnósticas e contribui para o melhor tratamento, tornando-se uma modalidade segura para o paciente quando este não apresenta sinais de alerta ou necessidade de exame físico instrumentado.[5,6]

Referências

1. Herring JA. Tachdjian's Pediatric Orthopaedics: from the Texas Scottish Rithe Hospital for Children. 6. ed. Philadelphia: Elsevier; 2021.
2. Tanaka MJ, Oh LS, Martin SD, Berkson EM. Telemedicine in the Era of COVID-19: The Virtual Orthopaedic Examination. J Bone Joint Surg Am. 2020;102(12):e57. Erratum in: J Bone Joint Surg Am. 2020;102(20):e121.

3. Guarniero R, Montenegro NB, de Paula A, Grangeiro PM, Massa BSF, Nordon DG. SOS Residência em Ortopedia Pediátrica. 1. ed. Barueri, SP: Manole, 2018; p. 464.

4. Barros Filho TEP, Lech O, Cristante AF. Exame Físico em Ortopedia. São Paulo: Sarvier; 2017.

5. Jeong SR, Lin SG, Hamilton P, Sott A, Yousaf S. Experience of Using Telehealth for Foot and Ankle Examination During The SARS-COV-2 Crisis. Foot Ankle Spec. 2021;14(5):453-7.

6. Uustal M, Blackmon L. Telemedicine technology and implications for reproductive office operations. Fertil Steril. 2020;114(6):1126-8.

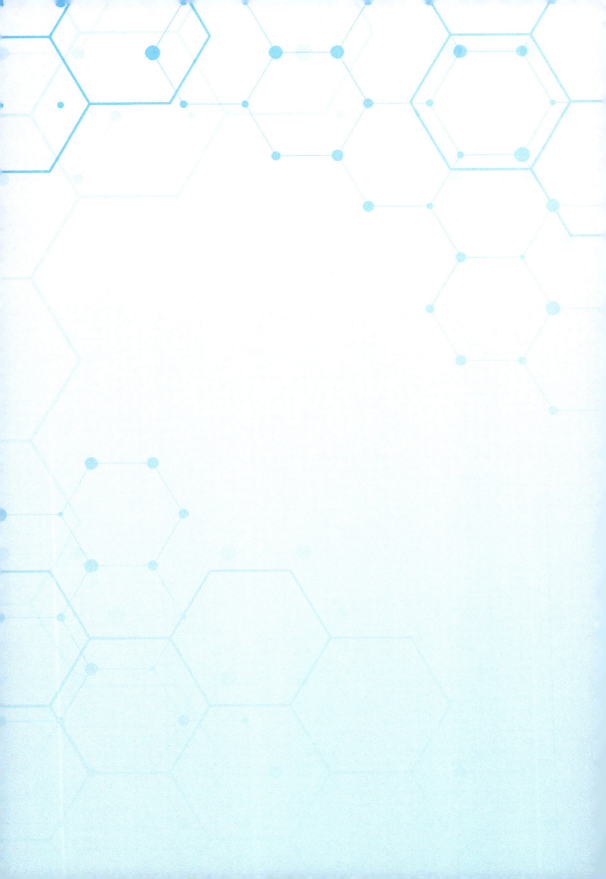

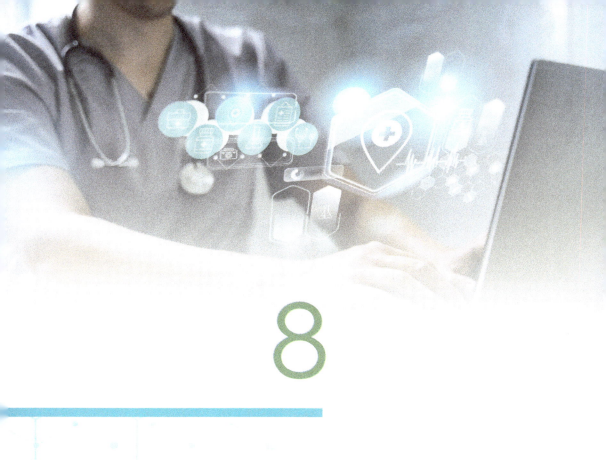

8

Exame Físico do Trauma Ortopédico por Telemedicina

Kodi Edson Kojima
Jorge dos Santos Silva
Paulo Roberto dos Reis
Marcos de Camargo Leonhardt

Telemedicina no trauma ortopédico

A pandemia de Covid-19 criou mudanças significativas no cuidado e na entrega de cuidados médicos. Ortopedistas tiveram que equilibrar o tratamento ideal das fraturas com base em evidências com a segurança clínica e recursos limitados. A capacidade operacional foi reduzida em razão da redistribuição de ventiladores, equipe anestésica, disponibilidade de leitos na unidade de terapia intensiva (UTI) e procedimentos de descontaminação.

Nesse contexto, a teleconsulta surgiu para facilitar o acesso dos pacientes ao sistema de saúde, inclusive para pacientes com traumas ortopédicos. Uma instalação médica deve estar disponível para que quaisquer pacientes considerados apropriados sejam revisados por um ortopedista de trauma dentro de 72 horas, diretamente ou pela revisão das anotações do caso e da imagem.

Telemedicina no trauma ortopédico agudo

A teleconsulta é difícil no trauma agudo, pois o paciente necessita exame físico minucioso e detalhado da área lesada. Em lesões de maior energia, a priora progressiva das partes moles deve ser antecipada e monitorada sequencialmente em curtos períodos. Por exemplo, no caso de suspeita de síndrome compartimental da perna, a observação e exame do membro deve ser feita a cada 30 minutos.

A estratégia usada por Prada *et al.*[1] no Chile é uma iniciativa que utiliza a telemedicina para auxiliar centros remotos com ortopedistas gerais sem treinamento em trauma ortopédico. Deve haver comunicação eletrônica entre esse centro remoto de atenção primária ou secundária com outro centro, preferencialmente universitário, de atenção terciária com especialistas em trauma ortopédico.

O ortopedista no centro remoto faz o atendimento do paciente coletando os dados epidemiológicos e da história do trauma, faz o exame físico do paciente com documentação fotográfica das partes moles e solicita as radiografias adequadas para o diagnóstico da fratura. Essas informações devem ser enviadas eletronicamente para o centro terciário especializado e entregue ao especialista em trauma ortopédico de plantão para estudo, entendimento e definição do plano.

O ortopedista remoto faz uma conexão sincrônica com o centro especializado, onde poderá discutir o caso e tomar as condutas necessárias para o atendimento imediato e, em seguida, definir o tratamento definitivo ou referenciar o paciente a um centro especializado.

Outra estratégia de utilização de meios digitais no trauma agudo é a telerradiologia. Centros de atendimentos remotos podem ser conectados com centros terciários para transmissão digital das imagens, que são interpretadas por especialistas.

Essas seriam maneiras de usar a tecnologia digital para aumentar a cobertura de saúde, colocando em contato ortopedistas gerais com especialistas em trauma ortopédico. Essa estratégia poderia melhorar a atenção ao paciente com trauma agudo, pode reduzir custos e é acessível.

Telemedicina no atendimento ao politraumatizado

O uso da telemedicina permite que especialistas no atendimento emergencial do politraumatizado estejam telepresentes virtualmente, de qualquer centro terciário, em qualquer outra localidade remota. Essa conexão tem três funções vitais:[2]

- Comunicação direta em tempo real com especialistas em politraumatizado, que podem ajudar na decisão durante o processo de ressuscitação do paciente;

- Provê mais um par de olhos para garantir que nenhum detalhe significativo do atendimento seja negligenciado;
- Dá um quadro claro do estado do paciente ao time de trauma local, garantindo que o estado não seja hiper ou hipoestimado.

TELECONSULTA DE SEGUIMENTO DAS FRATURAS

- A teleconsulta se inicia com a discussão da existência de sintomas na região operada.
- Durante a demonstração do exame físico a câmera deve estar fixa e não na mão do paciente ou acompanhante.
- Toda parte a ser examinada deve estar no quadro visual. A recomendação é colocar a câmera a 1 m de altura sobre uma mesa ou cadeira e o paciente ficar entre 1,8 m e 2 m de distância. Necessária uma iluminação adequada. Paciente deve estar adequadamente vestido.[3]

REDUÇÃO DE CONSULTAS DE SEGUIMENTO DE FRATURAS

- Nas primeiras semanas de pós-operatório, a teleconsulta talvez não esteja indicada em razão da necessidade de acompanhamento mais próximo da cicatrização da ferida cirúrgica, retirada de pontos e prevenção de complicações em geral.
- Marcar consulta de retorno presencial somente se for inevitável (p. ex., quando a palpação ou testes dinâmicos forem absolutamente necessários, avaliação da ferida cirúrgica, retirada de pontos ou suspeita de complicações). Sempre estar atento e identificar pacientes com risco de complicações.
- Radiografias só devem ser feitas se houver possibilidade de mudança de conduta no tratamento. Não há necessidade primordial de imagens para avaliar a consolidação das fraturas.[4]
- Maximizar o uso de imobilizadores removíveis para reduzir a necessidade de retorno.[5]
- Paciente deve ser preparado antes da teleconsulta. Enviar perguntas que devem ser respondidas pelo paciente, informando que a consulta será focada na região operada. Enviar fotografias ou ilustrações dos testes que serão realizados.

PÓS-OPERATÓRIO DE OSTEOSSÍNTESE DO OMBRO

- Paciente deve vestir roupa adequada que permita a ectoscopia anterior e posterior do ombro e avaliar alterações da pele, eritema ou equimose e a condição da ferida cirúrgica.
- Pedir para o paciente mostrar o resto do membro superior para avaliar possíveis alterações, como edema ou alteração de coloração.
- Avaliar se há dor pedindo ao paciente para apontar com um dedo o local de maior dor ou desconforto. Se positivo para dor, pedir para graduar segundo a escala visual analógica.
- Avaliar a amplitude ativa de movimento do ombro:
  - Abdução: paciente de frente para a câmera, membros superiores ao longo do corpo, deve abrir os braços para o lado o máximo possível.
  - Flexão anterior: com o paciente de lado para a câmera, iniciar com os membros superiores ao longo do corpo e elevar para frente o máximo possível.

- Rotação interna e externa: paciente de frente para a câmera, braço ao longo do corpo, cotovelo fletido a 90°, paciente deve rodar o membro para dentro em direção ao abdome (rotação interna) e oposto para fora (rotação externa).

- Avaliar o movimento da escápula pedindo para o paciente ficar de costas para a câmera e fazer os movimentos descritos anteriormente.

- Em caso de pós-operatório mais tardio, pode ser feito teste de força pedindo ao paciente fazer os movimentos descritos anteriormente, segurando um peso de aproximadamente 500 gramas.

PÓS-OPERATÓRIO DE OSTEOSSÍNTESE DO COTOVELO

- Fazer a ectoscopia de todo o cotovelo (anterior, posterior, lateral e medial) e avaliar alterações da pele, eritema ou equimose e a condição da ferida cirúrgica.

- Pedir ao paciente apontar com um dedo o ponto de maior dor e graduá-la segundo a escala visual analógica.

- Avaliar a amplitude ativa de movimento do cotovelo:

  - Flexão e extensão: paciente de frente para a câmera, iniciar com os membros superiores ao longo do corpo e pedir para dobrar o cotovelo o máximo possível. Depois, pedir para o paciente ficar de lado, com o lado operado voltado para a câmera, elevar o membro com o cotovelo estendido 90° para frente e dobrar o cotovelo o máximo possível.

  - Pronação e supinação: paciente deve estar de frente para a câmera, braço ao longo do corpo, cotovelos fletidos a 90° e antebraço em neutro. Pedir para fazer supinação máxima e pronação máxima.

- Nos casos de pós-operatórios mais tardios, pode-se fazer testes de força de flexo-extensão com peso de 500 gramas. O teste de levantar-se da cadeira também pode ser realizado para avaliação de instabilidade residual.

PÓS-OPERATÓRIO DE OSTEOSSÍNTESE DO QUADRIL

- Paciente deve vestir roupa adequada que permita a ectoscopia de todo o quadril (anterior, posterior, lateral e medial). Avaliar alterações da pele, eritema ou equimose e a condição da ferida cirúrgica.

- Pedir ao paciente apontar com 1 dedo o ponto de maior dor e graduá-la segundo a escala visual analógica.

- Avaliação do comprimento e alinhamento dos membros: paciente deve ficar de frente para a câmera a 2 m de distância com os membros inferiores paralelos e apoiados no solo. Depois, avaliar o paciente de costas para a câmera. Avaliar se há varo ou valgo dos membros para o alinhamento. Para avaliar possível encurtamento, ver se há inclinação da pelve ou desnivelamento dos joelhos.

- Avaliação da marcha: paciente deve ficar de frente para a câmera a 3 m de distância e andar em direção à câmera por 2,5 m, virar 180° e andar, agora de costas para a câmera, pelo menos duas vezes. Se for necessário o uso de suporte, pode usar muletas ou bengala. Importante observar se apresenta a marcha em Trendelemburg do lado operado.

- Pedir ao paciente para apontar com um dedo o ponto de maior dor e graduá-la segundo a escala visual analógica.

- Avaliar a amplitude ativa de movimento do quadril:

  - Flexão: paciente deitado na cama com o lado operado voltado para a câmera, deve fletir o quadril o máximo possível em direção ao tórax.

  - Rotação interna e externa: paciente sentado de frente para a câmera com o quadril fletido em 90°, rodar o membro para dentro (rotação interna) e para fora (rotação externa).

  - Avaliar a presença de edema ou alterações circulatórias na região da perna, tornozelo e pé. Pedir para o paciente palpar a panturrilha e perguntar se tem dor na busca de possível trombose venosa.

  - Para avaliação da força no quadril, pede-se ao paciente se levantar de uma cadeira sem o uso das mãos.

Pós-operatório de osteossíntese do joelho

- Paciente deve vestir roupa adequada que permita a ectoscopia de todo o joelho (anterior, posterior, lateral e medial). Avaliar alterações da pele, eritema ou equimose e a condição da ferida cirúrgica. Avaliar a presença de edema ou derrame articular.

- Avaliar o trofismo do quadríceps. Se necessário, pedir ao paciente medir o perímetro da coxa 5 cm e 15 cm acima da patela.

- Pedir ao paciente para apontar com um dedo o ponto de maior dor e graduá-la segundo a escala visual analógica.

- Avaliação do comprimento e alinhamento dos membros: paciente deve ficar de frente para a câmera a 2 m de distância, com os membros inferiores paralelos e apoiados no solo. Depois, avaliar o paciente de costas para a câmera. Avaliar se há varo ou valgo dos membros para o alinhamento. Para o encurtamento, ver se há inclinação da pelve ou desnivelamento dos joelhos.

- Avaliação da marcha: paciente deve ficar de frente para a câmera a 3 m de distância e andar em direção à câmera por 2,5 m, virar 180° e andar, agora de costas para a câmera, pelo menos duas vezes. Se for necessário o uso de suporte, pode usar muletas ou bengala. Avaliar a amplitude de movimento do joelho enquanto o paciente anda.

- Avaliar a amplitude ativa de movimento do joelho:

  - Hiperextensão: mais bem avaliada com o paciente em pé, de lado para a câmera, forçando o joelho para trás.

  - Flexão: paciente sentado força o calcâneo em direção posterior.

- Avaliar a presença de edema ou alterações circulatórias na região da perna, tornozelo e pé. Pedir para o paciente palpar a panturrilha e perguntar se tem dor na busca de possível trombose venosa.

- A força no joelho pode ser avaliada de duas maneiras: com o paciente deitado na cama, pedir para elevar o membro com o joelho estendido ou pedir para o paciente se levantar de uma cadeira sem o uso das mãos.

Reconhecemos que a sensibilidade e a especificidade para esses testes autorrealizados e modificados ainda não foi documentada, mas tentaram manter os componentes essenciais dos testes originais tanto quanto possível.

Se for necessário o acompanhamento com imagens, o paciente pode fazer as radiografias solicitadas em um centro diagnóstico perto de sua casa e enviar previamente ao serviço de saúde para que esteja disponível no momento do atendimento.

Pontos-chave

1. A teleconsulta para avaliação dos traumas pode ser difícil no momento agudo ou em traumas graves/politraumatizados.

2. O seguimento de médio e longo prazos dos pacientes é possível e acessível.

3. Priorizar condutas e intervenções que permitam que o paciente possa fazer o seguimento remotamente, como uso de órteses removíveis e redução do número de exames de imagem desnecessariamente.

Referências

1. Prada C, Izquierdo N, Traipe R, Figueroa C. Results of a New Telemedicine Strategy in Traumatology and Orthopedics. Telemed J E Health. 2020;26(5):665-670.

2. Joseph B, Hadeed G, Sadoun M, Rhee PM, Weinstein RS. Video consultation for trauma and emergency surgical patients. Crit Care Nurs Q. 2012;35(4):341-5.

3. Tanaka MJ, Oh LS, Martin SD, Berkson EM. Telemedicine in the Era of COVID-19: The Virtual Orthopaedic Examination. J Bone Joint Surg Am. 2020;102(12):e57.

4. British Orthopaedic Association (BOAST). Committee BT. Management of Patients with Urgent Orthopaedic Conditions and Trauma during the Coronavirus Pandemic; 2021. v.2.

5. Dunkerley S, Kurar L, Butler K, James M, Lowdon I. The success of virtual clinics during COVID-19: A closed loop audit of the British orthopaedic association (BOAST) guidelines of outpatient orthopaedic fracture management. Injury. 2020;51(12):2822-6.

Conteúdo Digital

Escaneie o qrcode abaixo para acessar vídeos que complementam o conteúdo